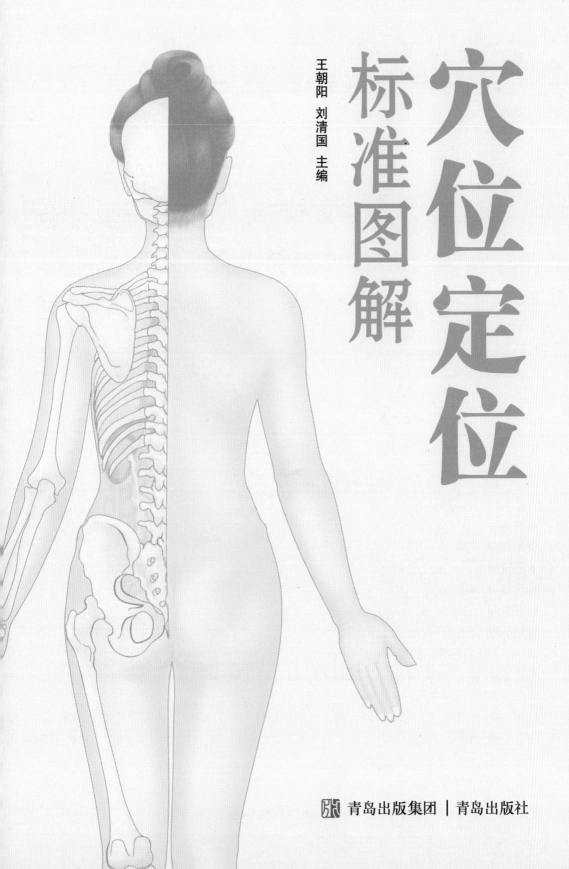

王朝阳 刘清国 主编

穴位定位
标准图解

青岛出版集团 | 青岛出版社

图书在版编目（CIP）数据

穴位定位标准图解 / 王朝阳, 刘清国主编. — 青岛：
青岛出版社, 2023.3

ISBN 978-7-5736-0662-4

Ⅰ. ①穴… Ⅱ. ①王… ②刘… Ⅲ. ①穴位—图解
Ⅳ. ①R224.4

中国版本图书馆CIP数据核字(2022)第245625号

《穴位定位标准图解》编委名单

主　　编	王朝阳	刘清国	
副 主 编	李月英	曹　凤	
编　　委	杨永吉	陈　丹	刘燕然
	袁　文	郑　好	逄　曦

XUEWEI DINGWEI BIAOZHUN TUJIE

书　　名　穴位定位标准图解

主　　编　王朝阳　刘清国

出版发行　青岛出版社

社　　址　青岛市崂山区海尔路182号（266061）

本社网址　http://www.qdpub.com

邮购电话　0532-68068091

策划编辑　刘晓艳

责任编辑　袁　贞

特约编辑　逄　旭

封面设计　王　瑶　江方超

制　　版　青岛千叶枫创意设计有限公司

印　　刷　青岛双星华信印刷有限公司

出版日期　2023年3月第1版　2023年3月第1次印刷

开　　本　16开（715mm×1010mm）

印　　张　16

字　　数　180千

书　　号　ISBN 978-7-5736-0662-4

定　　价　49.80元

编校印装质量、盗版监督服务电话：4006532017　0532-68068050

目 录

目录

第十章　手厥阴心包经

第十一章　手少阳三焦经

第十二章　足少阳胆经

第十三章　足厥阴肝经

第十四章　督脉

第十五章　任脉

第一章 人体经络与穴位

经络是经脉和络脉的总称，是人体内运行气血、联络脏腑、沟通内外、贯穿上下的通路。穴位是人体脏腑经络之气输注于体表的特殊部位，它既是疾病的反应点，也是针灸、按摩、拔罐等的施术部位。认识经络和穴位是调理身体、治疗疾病的前提。

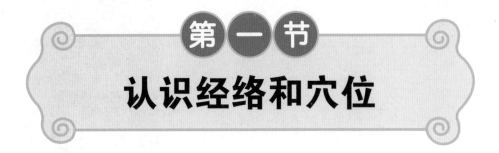

第一节 认识经络和穴位

什么是经络

　　经络是经脉和络脉的总称，是人体内运行气血、联络脏腑、沟通内外、贯穿上下的通路。经是经脉，如同路径，是经络系统的主干，其特点就是纵行且位置较深；络是络脉，如同网络，是经脉的分支，其特点是纵横交错、遍布全身。

经络的组成

　　经络由十二经脉、奇经八脉、十二经别、十二经筋、十二皮部、十五络脉及难以计数的孙络、浮络等组成。

　　1. 十二经脉：十二经脉是手太阴肺经、手厥阴心包经、手少阴心经、手阳明大肠经、手少阳三焦经、手太阳小肠经、足阳明胃经、足少阳胆经、足太阳膀胱经、足太阴脾经、足厥阴肝经、足少阴肾经的总称。它们是经络系统的主体，所以又叫"十二正经"。十二经脉的名称根据手足、阴阳、脏腑而定。十二经脉中属脏的经脉为阴经，属腑的经脉为阳经。其体表分布左右对称，在四肢的分布规律见下表。

表 1-1　十二经脉分布规律

经脉部位	阴经（属脏）	阳经（属腑）	循行部位（阴经行于内侧，阳经行于外侧）	
手	太阴肺经 厥阴心包经 少阴心经	阳明大肠经 少阳三焦经 太阳小肠经	上肢	前缘 中间 后缘
足	太阴脾经 厥阴肝经 少阴肾经	阳明胃经 少阳胆经 太阳膀胱经	下肢	前缘 中间 后缘

注：足三阴经在足内踝上8寸以下为厥阴在前、太阴在中、少阴在后，至内踝上8寸以上，太阴交出于厥阴之前。

十二经脉的循行走向：手三阴经从胸走手，手三阳经从手走头，足三阳经从头走足，足三阴经从足走腹胸。

十二经脉的交接规律：相表里的阴经与阳经在四肢末端交接；同名的阳经与阳经在头面部交接；相互衔接的阴经与阴经在胸部交接。

2. 奇经八脉：奇经八脉是任脉、督脉、冲脉、带脉、阴跷脉、阳跷脉、阴维脉、阳维脉八条经脉的总称。由于它们既不直属脏腑，也无表里配合的关系，与十二正经不同，故称"奇经"。其主要功能是将部位相近、功能相似的经脉联系起来，达到统率有关经脉气血、协调阴阳的作用。另外，奇经八脉纵横交错、循行于十二经脉之间，一方面加强了十二经脉之间的相互联系，另一方面也起到蓄积、渗灌的调节作用。当十二经脉和脏腑之气旺盛时，奇经加以储蓄；当十二经脉有需要时，奇经又能渗灌和供应。

✚ 经络的生理功能

1. 联系脏腑，沟通内外：经络系统中十二经脉及其分支纵横交错，入里出表，通上达下，联系了脏腑器官，奇经八脉又沟通于十二经之间，经筋、皮部联结了肢体筋肉皮肤。经络的这种相互联系，使人体五脏六腑、四肢百骸、五官九窍、皮肉筋骨等组织器官保持着协调统一，将人体构成了一个有机的整体。

2. 输布气血，营养周身：气血是人体生命活动的物质基础，必须依赖经络的传注，才能输布周身，以温养濡润全身各脏腑组织器官，维持机体的正常功能。

3. 抗御外邪，保卫机体：经络能行血气而营阴阳，营气运行脉中，卫气运行脉外，如果经络功能正常，营卫之气密布周身，营气调和，卫气固密，就能发挥抗御外邪、保护机体的作用。

4. 传导感应，调和阴阳：针刺中的得气和气行现象都是经络传导感应的功能表现。当经络或内脏功能失调时，通过针灸等刺激体表的穴位，经络可以将刺激传导至有关部位和脏腑，从而调节人体脏腑气血，使阴阳平复，达到治疗疾病的目的。

✚ 经络系统主结构图

分布于肢体内侧面的经脉为阴经，分布于肢体外侧面的经脉为阳经。一阴一阳衍化为三阴三阳，即肢体内外侧的前、中、后。每一阴经分别隶属于一脏，每一阳经分别隶属于一腑，各经都以脏腑命名。分布于上肢的经脉，在经脉名称之前冠以"手"字，分布于下肢的经脉，在经脉名称之前冠以"足"字。

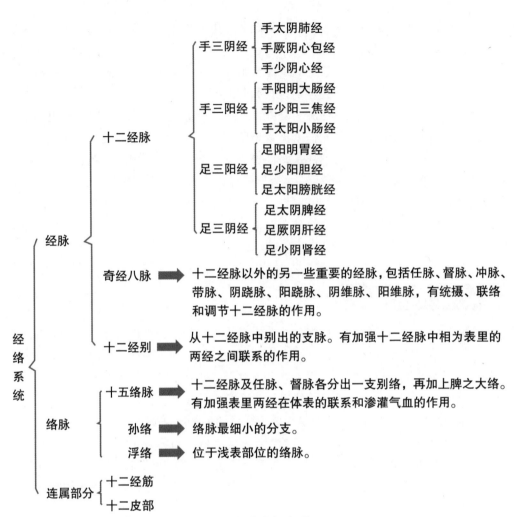

经络系统组成图

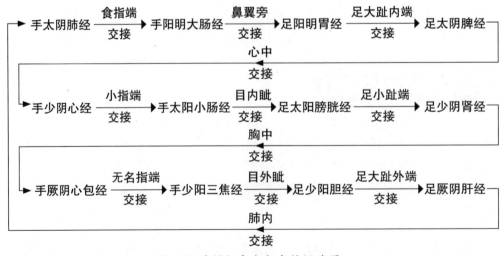

十二经脉循行走向与交接规律图

✤ 什么是穴位

穴在汉语中是孔和洞的意思，穴位就是气血停留汇聚的一个个点。经络像一条线，连接各个穴位，为气血的传输提供了通道。

中医将穴位称为"腧穴"，意思就是人体脏腑经络之气输注于体表的特殊部位。"腧"与"输"义通，有传输、输注的意思；"穴"是孔隙的意思。腧穴俗称"穴位"。人体的穴位既是疾病的反应点，也是针灸、按摩、拔罐等施术的部位。穴位分别隶属于各个经脉，经脉又隶属于一定的脏腑，所以说，腧穴、经脉和脏腑之间存在着不可分割的联系。

✤ 穴位的分类

人体的穴位很多，大体上可归纳为十四经穴、奇穴、阿是穴三大类。

十四经穴：简称"经穴"。经穴是指归属于十二正经和任脉、督脉上的穴位，有固定的名称、固定的位置和归经，具有主治本经病症的共同作用，是穴位的主要部分。

奇穴：也称"经外奇穴"，是指十四经穴之外具有固定名称、位置和主治作用的穴位，与经络也有密切联系。这类穴位的主治范围比较单纯，多数对某些病症有特殊疗效，如四缝治小儿疳积等。

阿是穴：又称"压痛点"，这类腧穴既无固定名称，亦无固定位置，也没有固定的主治病症。只是以疼痛局部或与病痛有关的压痛点、敏感点作为穴位。按压这些穴位可以起到治病的目的。"阿是穴"是源于古代医生按压某些部位时，病人发出"阿是"声，在这些部位施以针灸治疗有效。

✤ 穴位的命名

根据所在部位命名：根据穴位所在的人体解剖部位命名，例如乳下的乳根、第7颈椎棘突下的大椎等。

根据治疗作用命名：根据穴位对某种病症的特殊治疗作用命名，例如治疗眼睛疾病的睛明、治疗口眼㖞斜的牵正。

参照动植物命名：根据动植物的名称命名，以更好地说明穴位的局部特点，例如伏兔、鱼际、攒竹等。

参照建筑物命名：根据建筑物名称来形容某些穴位所在部位的形态或者作用特点，例如天井、印堂、地仓等。

借助天体地貌命名：根据自然界的天体和地貌名称，如日、月、山、沟、泽等，再结合穴位所在部位的形态或气血运行的情况而命名，例如商丘、合谷、曲泽、小海等。

结合中医学理论命名：根据穴位的治疗作用，结合阴阳、气血、脏腑、经络等中医学理论命名，例如三阴交、三阳络、气海等。

❖ 穴位的治疗作用

穴位是人体气血流注的地方，当人体生理功能失调时，它们又是邪气聚集的地方，在治病防病的时候，它们又是施术的部位。人们通过对穴位加以刺激，使经脉通畅、气血顺畅、阴阳平衡、脏腑调和，从而达到驱邪治病的目的。

近治作用： 简单地说就是治疗穴位所在身体部位及邻近组织器官的疾病。正如俗语所说的"头痛医头，脚痛医脚"。这是所有穴位都有的治疗作用。例如眼睛周围的睛明穴可以治疗眼睛疾病，胃部周围的中脘穴可以治疗胃部病症。

远治作用： 这是十四经穴治病的主要表现。十四经所属的穴位，尤其是十二经脉在四肢肘膝关节以下的穴位，不但能治疗邻近部位的疾病，而且能治疗本经所过的远处部位的疾病。例如，合谷穴不仅能治疗手部的局部病症，而且还能治疗头部、颈部的疾病。

特殊治疗作用： 有些穴位治疗疾病的机理与其他穴位的作用机理是不一样的。这些穴位的特点是有双向良性调整作用。例如，腹泻时，按压天枢穴可以起到止泻的作用，便秘时按压天枢穴却可以起到通便的作用；心跳过快时，按压内关穴能够减缓心率，而当心动过缓时，按压内关穴可以加快心率。还有些穴位能调治全身性的疾病，这在手足阳明经穴和任脉、督脉经穴中更为多见，如合谷、曲池、大椎可治外感发热，足三里、关元可改善免疫力。这些均属于腧穴的特殊治疗作用。

总的来说，穴位治病，不仅可以治疗局部疾病，也可以治疗远部疾病。各种穴位的作用既有特殊性，也有共同性。例如手三阴经的穴位就各有特殊作用，手太阴肺经治肺、喉咙的疾病；手厥阴心包经治心、胃的疾病；手少阴心经治心病，但是它们又都能够治疗胸部疾病。

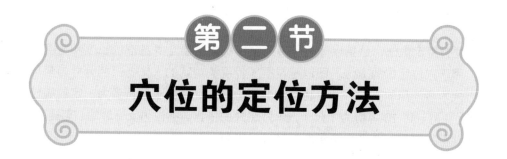

第二节
穴位的定位方法

❖ 体表解剖标志定位法

体表解剖标志定位法，是以人体解剖学的各种体表标志为依据来确定穴位定位的方法。体表解剖标志可分为固定标志和活动标志两种。

固定标志

固定标志，指由骨节和肌肉所形成的突起或凹陷、五官轮廓、发际、指（趾）甲、乳头、脐窝等，如腓骨小头前下方凹陷处定阳陵泉。

活动标志

活动标志是指各部的关节、肌肉、肌腱、皮肤随着活动而出现的空隙、凹陷、皱纹、尖端等体表标志。例如微张口，耳屏正中前缘凹陷中取听宫。

常用定穴解剖标志的体表定位方法如下：

第 2 肋：平胸骨角水平，锁骨下可触及的肋骨即第 2 肋。

第 4 肋间隙：男性乳头平第 4 肋间隙。

第 7 颈椎棘突：颈后隆起最高且能随头旋转而转动者为第 7 颈椎棘突。

第 2 胸椎棘突：直立，两手下垂时，两肩胛骨上角连线与后正中线的交点。

第 3 胸椎棘突：直立，两手下垂时，两肩胛冈内侧端连线与后正中线的交点。

第 7 胸椎棘突：直立，两手下垂时，两肩胛骨下角的水平线与后正中线的交点。

第 12 胸椎棘突：直立，两手下垂时，横平两肩胛骨下角与两髂嵴最高点连线的中点。

第 4 腰椎棘突：两髂嵴最高点连线与后正中线的交点。

第 2 骶椎：两髂后上棘连线与后正中线的交点。

骶管裂孔：取尾骨上方左右的骶角，与两骶角平齐的后正中线上。

肘横纹：与肱骨内上髁、外上髁连线相平。

腕掌侧远端横纹：在腕掌部，与豌豆骨上缘、桡骨茎突尖下连线相平。

腕背侧远端横纹：在腕背部，与豌豆骨上缘、桡骨茎突尖下连线相平。

骨度折量定位法

　　骨度折量定位法，是指以体表骨节为主要标志折量全身各部的长度和宽度，定出分寸，用于穴位定位的方法。即以《灵枢·骨度》规定的人体各部的分寸为基础，并结合历代学者创用的折量分寸（将设定的两骨节点之间的长度折量为一定的等份，每1等份为1寸，每10等份为1尺），作为定穴的依据。不论男女、老幼、高矮、胖瘦，均可按此标准测量。全身主要骨度折量寸见下表。

表1-2 骨度折量寸表

部位	起止点	折量寸	度量法	说明
头面部	前发际正中→后发际正中	12	直寸	用于确定头部穴位的纵向距离
	眉间（印堂）→前发际正中	3	直寸	用于确定前或后发际及头部穴位的纵向距离
	两额角发际（头维）之间	9	横寸	用于确定头前部穴位的横向距离
	耳后两乳突（完骨）之间	9	横寸	用于确定头后部穴位的横向距离
胸腹胁部	胸骨上窝（天突）→剑胸结合中点（歧骨）	9	直寸	用于确定胸部任脉穴位的纵向距离
	剑胸结合中点（歧骨）→脐中	8	直寸	用于确定上腹部穴位的纵向距离
	脐中→耻骨联合上缘（曲骨）	5	直寸	用于确定下腹部穴位的纵向距离
	两肩胛骨喙突内侧缘之间	12	横寸	用于确定胸部穴位的横向距离
	两乳头之间	8	横寸	用于确定胸腹部穴位的横向距离
背腰部	肩胛骨内侧缘→后正中线	3	横寸	用于确定背腰部穴位的横向距离
上肢部	腋前、后纹头→肘横纹（平尺骨鹰嘴）	9	直寸	用于确定上臂部穴位的纵向距离
	肘横纹（平尺骨鹰嘴）→腕掌（背）侧远端横纹	12	直寸	用于确定前臂部穴位的纵向距离

部位	起止点	折量寸	度量法	说明
	耻骨联合上缘→髌底	18	直寸	用于确定大腿部穴位的纵向距离
	髌底→髌尖	2	直寸	
下肢部	髌尖（膝中）→内踝尖	15	直寸	用于确定小腿内侧部穴位的纵向距离
	胫骨内侧踝下方阴陵泉→内踝尖	13		
	股骨大转子→腘横纹（平髌尖）	19	直寸	用于确定大腿前外侧部穴位的纵向距离
	臀沟→腘横纹	14	直寸	用于确定大腿后部穴位的纵向距离
	腘横纹（平髌尖）→外踝尖	16	直寸	用于确定小腿外侧部穴位的纵向距离
	内踝尖→足底	3	直寸	用于确定足内侧部穴位的纵向距离

✦ 指寸定位法

指寸定位法是指依据被取穴者本人手指所规定的分寸以量取穴位的方法。此法主要用于下肢部。在具体取穴时，医者应当在骨度折量定位法的基础上，参照被取穴者自身的手指进行比量，并结合一些简便的活动标志取穴方法，以确定穴位的标准定位。

中指同身寸：以被取穴者的中指中节桡侧两端纹头（拇指、中指屈曲成环形）之间的距离作为 1 寸。

拇指同身寸：以被取穴者拇指的指间关节的宽度作为 1 寸。

横指同身寸（一夫法）：被取穴者手四指并拢，以其中指中节横纹为准，其四指的宽度作为 3 寸。

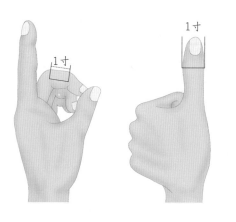
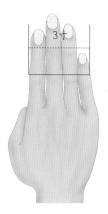

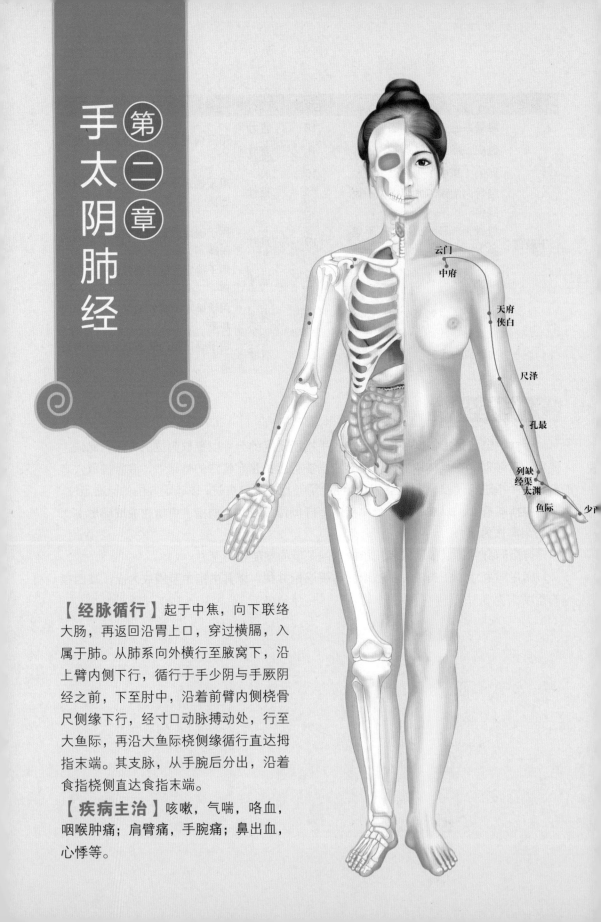

第二章 手太阴肺经

云门
中府
天府
侠白
尺泽
孔最
列缺
经渠
太渊
鱼际
少商

【经脉循行】起于中焦，向下联络大肠，再返回沿胃上口，穿过横膈，入属于肺。从肺系向外横行至腋窝下，沿上臂内侧下行，循行于手少阴与手厥阴经之前，下至肘中，沿着前臂内侧桡骨尺侧缘下行，经寸口动脉搏动处，行至大鱼际，再沿大鱼际桡侧缘循行直达拇指末端。其支脉，从手腕后分出，沿着食指桡侧直达食指末端。

【疾病主治】咳嗽，气喘，咯血，咽喉肿痛；肩臂痛，手腕痛；鼻出血，心悸等。

肺和肺经的作用

肺主气，司呼吸，其功能为调节呼吸，助心行血，促进水液输布和排泄，外合皮毛，开窍于鼻，与大肠互为表里。

如果肺脏和肺经有"故障"，不但呼吸系统出问题，还会影响气血的运行，致使汗和二便的排泄异常，甚至引起水肿。若肺和肺经功能正常，则能宣降兼顾，促进全身的气、血、津液正常运行。总之，肺为相傅之官，总理全身气血的正常运行。

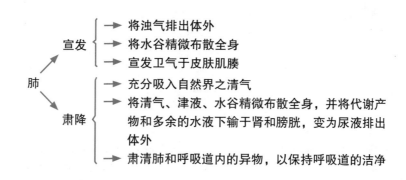

肺经的相关器官

鼻、咽喉、皮肤、支气管、肺。

肺经异常的信号

肺经不通时，人体就会出现以下这些症状：

经络症：容易出现鼻塞、流涕、咽喉痛及肺经循行部位的肿痛、麻痹、厥冷等异常感觉。

脏腑症：脏腑本身异常会出现咳嗽，气喘，气短，胸部胀痛。肺气衰弱，不能行气布津、温养皮毛，则见皮肤干皱、无光泽，毛发脱落。

亢进热证时症状：体热，汗出，气喘，咳嗽，痰涎多，哮喘，肩背部酸痛等。

衰弱寒证时症状：恶寒，出冷汗，鼻塞，咽干口淡，咳嗽，声音嘶哑，胸部疼痛，四指末端麻木或发冷，失眠，面色苍白。

中府 LU1

止咳平喘，清泻肺热

[主治] 支气管炎，肺炎，咳嗽，气喘，胸肺胀满，胸痛，肩背痛。

[穴位配伍] 配肺俞治哮喘、咳嗽；配肩髎治肩痛；配大杼治胸热。

[准确定位] 在胸部，横平第1肋间隙，锁骨下窝外侧，前正中线旁开6寸。

[快速取穴] 正坐先取云门，直下1横指，与第1肋间隙平齐处即是。

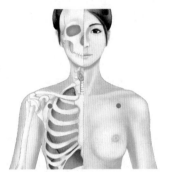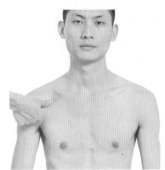

穴位养生方

本穴为肺经首穴，是调理气血的重要穴位。中府穴和云门穴经常交替使用。把双手搓热，先用左掌心对准右侧云门穴拍打，再用右手掌心对准左侧中府穴拍打，左右手交替拍打各7次。拍打时，用力要适中，速度要均匀。拍打此穴，可直接震动手太阴肺经穴，通经活络效果较好。

云门 LU2

清肺理气，泻四肢热

[主治] 咳嗽，胸痛，肩背痛。

[穴位配伍] 配中府、肺俞、隐白、期门治胸中痛。

[准确定位] 在胸部，锁骨下窝凹陷处，肩胛骨喙突内缘，前正中线旁开6寸。

[快速取穴] 正坐位，以手叉腰。锁骨外端下方出现的三角窝的中点处。

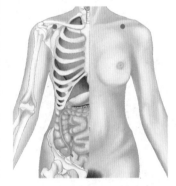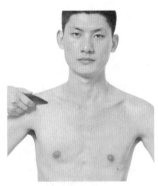

穴位养生方

云门是肺经的第二穴，十二经气血运行，早上肺经云门主开，晚上肝经期门主关，意为十二经脉运行一周期的终止穴。因此，每天早上刺激云门，晚上刺激期门，可调节全身气血运行不畅之症。

天府 LU3

[准确定位] 在臂前区，腋前纹头下 3 寸，肱二头肌桡侧缘处。

[快速取穴] 坐位，臂向前平举，俯头，鼻尖接触上臂侧处。

调理肺气，安神定志

[主治] 咳嗽，气喘，鼻衄，瘿气，上臂痛。

[穴位配伍] 配曲池治疗臂痛。

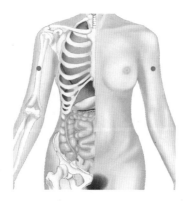
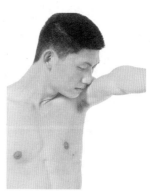

穴位养生方

咳嗽、气喘严重时，配合中府、云门按摩，可疏通肺气、安神定喘。平时经常用中指指腹按揉本穴，可以预防鼻炎。

侠白 LU4

[准确定位] 在臂前区，腋前纹头下 4 寸，肱二头肌桡侧缘处。

[快速取穴] 先找到天府，直下 1 横指处即是。

宣肺理气，宽胸理胃

[主治] 咳嗽，气喘，心痛，干呕，上臂内侧痛。

[穴位配伍] 配曲池、肩髎治肩臂痛。

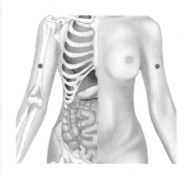
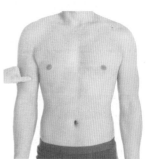

穴位养生方

可以使用艾条灸 5～10 分钟，也可用点按法、揉法、拿法进行按摩，经常按摩本穴能补充肺气，预防肺气不足造成的心悸。

14

尺泽 LU5

调理肺气，清热和中

[主治] 咳嗽，气喘，咯血，潮热，胸中胀满，咽喉肿痛，小儿惊风，吐泻，肘臂挛痛。

[穴位配伍] 配肺俞治哮喘、外感咳嗽；配肩髎治肩痛；配大杼治胸热。

[准确定位] 在肘区，肘横纹上，肱二头肌腱桡侧缘凹陷中。

[快速取穴] 伸右臂向前，仰掌，掌心朝上，肘部微微弯曲，以左手手掌由下而上轻托肘部。左手大拇指指腹下方的肘窝中凹陷处即是。

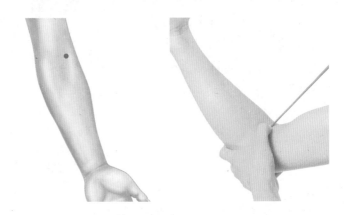

穴位养生方

尺泽穴是很好的补肾穴，通过降肺气而补肾，特别适合高血压患者。用拇指指腹按压本穴，每天坚持按摩，可清肺泻热、温补肾气。除了按揉刺激，还可隔姜灸5～7壮，能够降肺气、补肾气。

孔最 LU6

清热止血，润肺理气

[主治] 咯血，咳嗽，咽喉肿痛，热病无汗，痔疮出血，肘臂挛痛。

[穴位配伍] 配肺俞、尺泽治咳嗽、气喘；配少商治咽喉肿痛。

[准确定位] 在前臂前区，腕掌侧远端横纹上7寸，尺泽与太渊连线上。

[快速取穴] 伸臂侧掌，在尺泽与太渊连线的中点上一寸即是此穴。

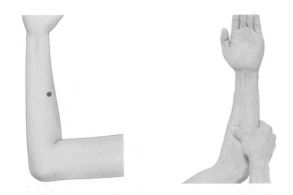

穴位养生方

孔最是肺脏气血聚集的地方，能够开窍通瘀，是调理孔窍疾病的有效穴位。用拇指指甲垂直下压按揉，先按左臂穴位，再按右臂穴位，每次各揉1～3分钟，长期坚持按摩，可远离痔疮，还能清热止血、调理肺气。

列缺 LU7

宣肺疏风，通调任脉

[主治] 头痛，牙痛，咳嗽，气喘，项强痛，口眼㖞斜，手腕痛，半身不遂，落枕。

[穴位配伍] 配风池、风门治感冒、咳嗽、头痛；配合谷、外关治项强；配照海治咽喉肿痛。

[准确定位] 在前臂，腕掌侧远端横纹上 1.5 寸，拇短伸肌腱与拇长展肌腱之间，拇长展肌腱沟的凹陷中。

[快速取穴] 两手拇指张开，两手虎口自然平直交叉，一手食指按在另一手桡骨茎突上，指尖下凹陷中即是。

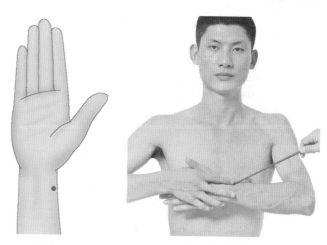

穴位养生方

列缺穴的保健手法是弹拨。弹拨的手法是在穴位或局部做横向推搓揉动，使肌肉、筋腱来回移动，以有酸胀感为佳。平时感到脖子不适，发现脖子僵硬疼痛，就可以弹拨列缺穴，不适感就会减轻。

经渠 LU8

宣肺利咽，降逆平喘

[主治] 咳嗽，咽喉肿痛，气管炎，支气管炎，哮喘，肺炎，手腕痛，桡神经痛。

[穴位配伍] 配丘墟治咳嗽、胸满、胸痛；配肺俞、尺泽治咳嗽。

[准确定位] 在前臂前区，腕掌侧远端横纹上 1 寸，桡骨茎突与桡动脉之间。

[快速取穴] 伸出左手，掌心向上，用右手给左手把脉，中指所在位置即是。

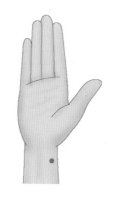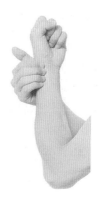

穴位养生方

可用中指指腹按左右两穴，每次 4～5 分钟。艾炷灸或温针灸 3～5 壮，艾条灸 5～10 分钟。经常按摩刺激本穴，可预防呼吸系统疾病。

16

太渊 LU9

调理肺气，止咳祛痰

[主治] 咳嗽，气喘，无脉症，腕臂痛。

[穴位配伍] 配鱼际治咳嗽、咯血；配人迎治无脉症。

[准确定位] 在腕前区，桡骨茎突与舟状骨之间，拇长展肌腱尺侧凹陷中。

[快速取穴] 仰掌，当掌后第1横纹上，可摸到脉搏跳动处。

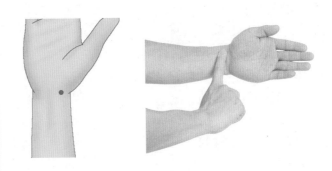

穴位养生方

用拇指指尖按压本穴，每次1～3分钟，能调补心肺，促进血液循环，保健心脑血管，远离心肺疾病。患有失眠、腕关节及周围软组织疾病、肋间神经痛等病症的人，长期按压此穴有很好的调理作用。

鱼际 LU10

清肺泻热，止咳平喘

[主治] 咳嗽，咯血，咽干，咽喉肿痛，失音，掌中热，小儿疳积。

[穴位配伍] 配孔最、尺泽治咳嗽；配少商治咽喉肿痛；配合谷治肺热所致咳嗽、咽喉肿痛、失音；配天突、孔最治哮喘。

[准确定位] 在手外侧，第1掌骨桡侧中点赤白肉际处。

[快速取穴] 以一手手掌轻握另一手手背，弯曲大拇指，垂直下按第1掌骨中点的赤白肉际处即是。

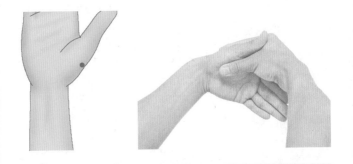

穴位养生方

一只手的拇指按压另一手鱼际，或两手相互揉搓至发热，每天坚持按摩，能改善肺功能，远离感冒困扰。

少商 LU11

开窍通郁，散邪清热

[主治] 咽喉肿痛，鼻衄，高热，昏迷，癫狂。

[穴位配伍] 配天突、合谷治咽喉肿痛；配太冲、经渠治哮证。

[准确定位] 在手指，拇指末节桡侧，指甲根角侧上方 0.1 寸。

[快速取穴] 把大拇指伸直，沿着指甲基部和桡侧缘分别画一条直线，两条直线的交点处。

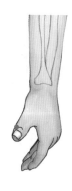
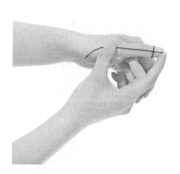

穴位养生方

大拇指弯曲，以指甲甲尖垂直掐按此穴，每次轻轻掐按左右手各 1～3 分钟，可远离感冒、慢性咽炎的困扰。

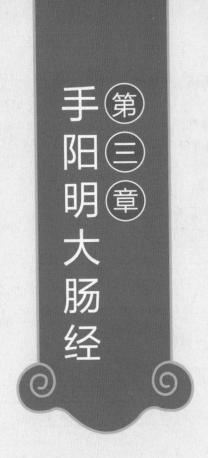

手阳明大肠经

第三章

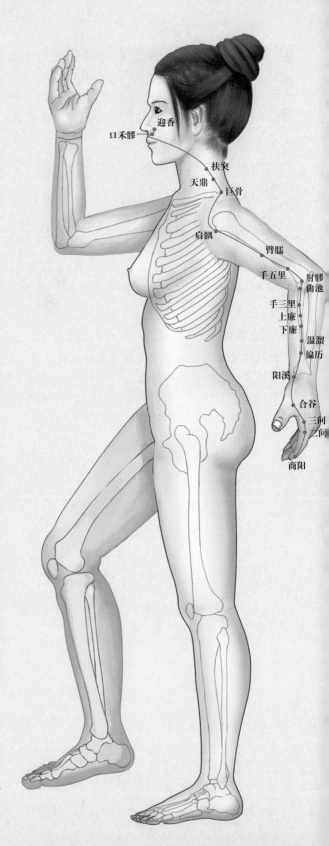

迎香
口禾髎
扶突
天鼎
巨骨
肩髃
臂臑
手五里
肘髎
曲池
手三里
上廉
下廉
温溜
偏历
阳溪
合谷
三间
二间
商阳

【经脉循行】起于食指尖端，沿食指桡侧缘，经过第1、第2掌骨之间，上行至腕后两筋之间，沿前臂外侧前缘至肘部外侧，再沿上臂外侧前缘上行到肩部，经肩峰前，向上循行至背部，与诸阳经交会于大椎穴，再向前行进入缺盆，络于肺，下行穿过横膈，属于大肠。其支脉，从缺盆部上行至颈部，经面颊进入下齿之中，又返回经口角到上口唇，交会于人中，左脉右行，右脉左行，止于对侧鼻孔旁。

【疾病主治】目痛，鼻出血，牙痛，咽喉肿痛，耳鸣，耳聋，头痛；腹痛，肠鸣，腹泻；肩臂痛，半身不遂；热病昏迷，眩晕，癫狂等。

大肠与大肠经的作用

大肠的主要生理功能是传化糟粕。小肠泌别清浊后剩下的食物残渣，需经大肠的燥化才能形成粪便，经肛门排出体外。故大肠为"传导之官"。大肠功能失调，主要表现为粪便的改变。大肠湿热，气机阻滞，可见腹痛下痢、里急后重；大肠实热，肠液干枯，可见便结；大肠虚寒，水谷杂下，可见腹痛、肠鸣、泄泻。大肠经在手部与肺经相络，在头部与胃经相会，所以更突显其在呼吸系统（肺咽）和消化系统（胃肠）之间的重要"快车道"作用。特别是小儿便秘，经络按摩比吃泻药要好得多。

大肠与肺是互相关联、互相影响的表里关系，是大肠经从手走头的缘故。肺的宣发、肃降作用和大肠的传导功能是密切相关的。

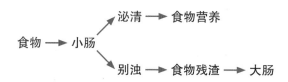

食物 ⟶ 小肠 ⟶ 泌清 ⟶ 食物营养

别浊 ⟶ 食物残渣 ⟶ 大肠

大肠经的相关器官

口（齿）、皮肤、鼻、咽喉、大肠。

大肠经异常的信号

经络症：大肠经不畅，会出现因津液失调而致的牙痛、咽喉肿痛、鼻衄、口眼㖞斜、手臂酸痛、半身不遂等。

脏腑症：肠鸣、腹痛、便秘、泄泻、脱肛等。大肠气绝则泄泻无度，大便失禁。

亢进热证时症状：便秘，腹痛，头痛，肩与前臂部疼痛，指痛，体热，口干。

衰弱寒证时症状：腹泻，腹痛，眩晕，上肢无力，手足怕冷。

20

商阳 LI1

清热解表，理气平喘

[主治] 牙痛，咽喉肿痛，热病，昏迷，手指麻木，腮腺炎等。

[穴位配伍] 配少商、中冲治中风；配合谷、少商治咽喉肿痛。

[准确定位] 在手指，食指末节桡侧，指甲根角侧上方 0.1 寸处。

[快速取穴] 微握拳，食指伸直，沿着指甲基部和桡侧分别画一条直线，两条直接的交点即是。

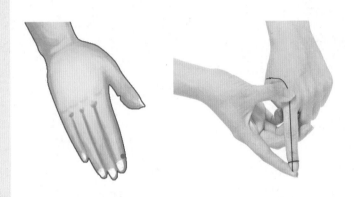

穴位养生方

大拇指弯曲，以指甲甲尖垂直掐按此穴，每次轻轻掐按左右手各 1～3 分钟。可用针刺法点刺出血；艾灸商阳疗效也比较明显，可用米粒灸 1～3 壮，艾条灸 5～10 分钟。经常按摩此穴可调理胃肠消化功能，加快新陈代谢，延缓衰老。

二间 LI2

解表清热，通利咽喉

[主治] 咽喉肿痛，麦粒肿，扁桃体炎，牙痛，鼻衄，手指麻木，热病，肩周炎等。

[穴位配伍] 配太阳治目赤肿痛；配合谷治牙痛。

[准确定位] 在手指，第 2 掌指关节桡侧远端赤白肉际处。

[快速取穴] 轻握拳，自然弯曲食指，第 2 掌指关节前缘，靠近拇指侧，触之有凹陷处即是。

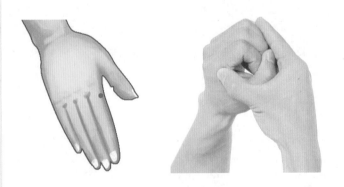

穴位养生方

大拇指弯曲，以指甲甲尖垂直掐按此穴，每次轻轻掐按左右手各 1～3 分钟。经常按摩此穴，可以远离鼻衄、炎症的困扰。

三间 LI3

泻热止痛，通利咽喉

[主治] 牙痛，咽喉肿痛，腹胀，肠鸣，泄泻等。

[穴位配伍] 配角孙治三叉神经痛；配二间治肩周炎。

[准确定位] 在手背，第2掌指关节桡侧近端凹陷中。

[快速取穴] 半握拳，食指桡侧的手背面与手掌面的交界线（赤白肉际）上，食指掌指关节后缘的凹陷处即是。

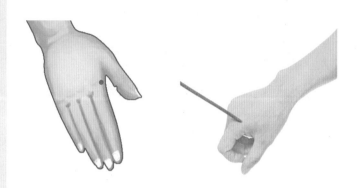

穴位养生方

大拇指弯曲，以指甲甲尖垂直掐按此穴，每次轻轻掐按左右手各1～3分钟。经常按摩此穴，能调和脾胃，改善消化不良。

合谷 LI4

镇静止痛，通经活络

[主治] 头痛，头晕，耳鸣，耳聋，鼻衄，口眼㖞斜，牙痛，咽喉肿痛，神经衰弱，痛经，闭经，胃痛，腹痛。

[穴位配伍] 配三阴交治痛经；配血海治荨麻疹。

[准确定位] 在手背，第2掌骨桡侧的中点处。

[快速取穴] 以一手的拇指指间关节横纹，放在另一手拇指、食指之间的指蹼缘上，当拇指尖下是穴。

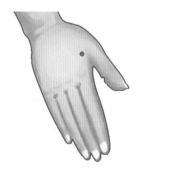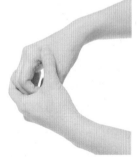

穴位养生方

合谷是常用的保健穴，用拇指指腹垂直按压本穴，每天坚持，有行气止痛，稳定血压，镇定精神的作用。秋冬季适宜艾灸合谷，春、夏季节适合按揉合谷。按揉时以有酸胀的感觉为度，艾灸时拿着艾条在距离穴位约两指的地方施灸。需要注意的是，孕妇不宜按摩合谷穴。

阳溪 LI5

疏通气血，通经清瘀

[主治] 头痛,耳鸣,耳聋,目赤肿痛,牙痛,咽喉肿痛,手腕痛。

[穴位配伍] 配上星、二间、前谷治目痛；配迎香、印堂治鼻炎；配合谷治头痛。

[准确定位] 在腕区，腕背侧远端横纹桡侧，桡骨茎突远端，解剖学"鼻烟窝"凹陷中。

[快速取穴] 将手掌侧放，拇指伸直向上跷起，在腕背桡侧，手腕横纹上有一凹陷处即是该穴。

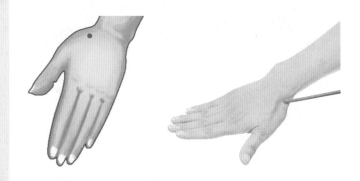

穴位养生方

用拇指指尖垂直掐按本穴，每次1～3分钟，可有效防治脑血管疾病，缓解头痛、目赤、咽痛等症状。

偏历 LI6

清热利尿，通经活络

[主治] 牙痛,耳聋,耳鸣,鼻衄,咽喉肿痛,水肿,手臂酸痛。

[穴位配伍] 配阳溪、商阳、前谷治耳鸣；配水分、阴陵泉治水肿；配太渊治咽喉肿痛。

[准确定位] 在前臂，腕背侧远端横纹上3寸，阳溪与曲池连线上。

[快速取穴] 两虎口垂直交叉，中指端落于前臂背面，所指处有一凹陷，按压有酸痛感。

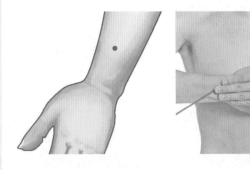

穴位养生方

经常用拇指指腹按揉本穴，每次1～3分钟，每天坚持按摩，可以预防面部神经麻痹，远离水肿、喉痛、耳鸣。

温溜 LI7

调理肠胃，清泻邪热

[主治] 头痛，咽喉肿痛，鼻衄，面瘫，面肿，癫狂，肠鸣，腹痛，肩背酸痛，疗疮。

[穴位配伍] 配陷谷治肠鸣。

[准确定位] 在前臂，腕背侧远端横纹上5寸，阳溪与曲池连线上。

[快速取穴] 伸臂，掌向胸，先确定阳溪与曲池的位置，再从阳溪与曲池连线的中点处向下量1横指处。

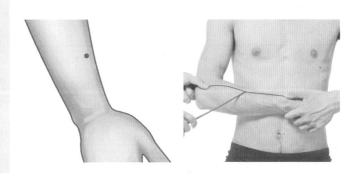

穴位养生方

一手放平，另一手轻握住平放手的手臂，用拇指按压本穴，每次1～3分钟，经常按摩此穴，可以驱除体内的寒气、湿气，改善体虚。

下廉 LI8

调理肠胃，通经活络

[主治] 头痛，眩晕，目痛，肘臂痛，腹痛，腹胀，肠鸣音亢进。

[穴位配伍] 配足三里治腹胀、腹痛；配头维、神庭治头痛、眩晕、目痛。

[准确定位] 在前臂，肘横纹下4寸处，阳溪与曲池连线上。

[快速取穴] 前臂侧立位，曲池下4寸，桡骨外侧。

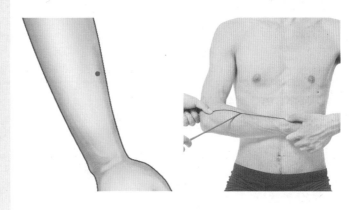

穴位养生方

用拇指指腹垂直按压本穴，左右臂各1～3分钟，经常按压本穴能够调理肠胃，预防肘臂酸痛。

上廉 LI9

调理肠腑，通经活络

[**主治**] 头痛，半身不遂，肩臂酸痛，手臂麻木，腹痛，肠鸣，脑血管疾病后遗症。

[**穴位配伍**] 配曲池治手臂麻木；配足三里、内关治脑血管疾病后遗症。

[**准确定位**] 在前臂，肘横纹下 3 寸，阳溪与曲池连线上。

[**快速取穴**] 前臂侧立位，在曲池下 4 横指，桡骨内侧处。

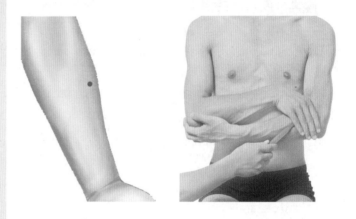

穴位养生方

用拇指指腹以顺时针方向按压本穴，再以逆时针方向按压本穴，每次 1～3 分钟，可以有效预防肩周炎。

手三里 LI10

通经活络，理气通腑

[**主治**] 手臂无力，上肢不遂，牙痛，颊肿，腹痛，腹泻。

[**穴位配伍**] 配肩髃治上肢不遂、胃脘胀满；配后溪治腰痛。

[**准确定位**] 在前臂，肘横纹下 2 寸，阳溪与曲池连线上。

[**快速取穴**] 坐位，屈肘，在曲池下量 3 横指。

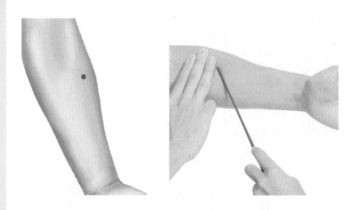

穴位养生方

手三里是牙痛的一个反应点，属于经验穴，按揉此穴牙痛能得到较好的缓解。按摩手三里时用另一只手的大拇指指腹从里向外拨，以有酸胀或胀疼的感觉为度，对颈椎病造成的手指麻木效果很好。经常按摩本穴，能够治疗上半身疼痛，预防半身不遂。

曲池 LI11

疏风清热，调和营卫

[主治] 手臂痹痛，上肢不遂，热病，眩晕，呕吐，腹痛，腹泻，咽喉肿痛，目赤肿痛，牙痛，湿疹，瘰疬，月经不调，癫狂等。

[穴位配伍] 配肩髃、外关治上肢痿痹；配合谷、血海、委中、膈俞治丹毒、荨麻疹；配合谷、外关治感冒。

[准确定位] 在肘区，尺泽与肱骨外上髁连线的中点凹陷处。

[快速取穴] 正坐，轻抬右臂，屈肘90°，肘横纹终点处即是。

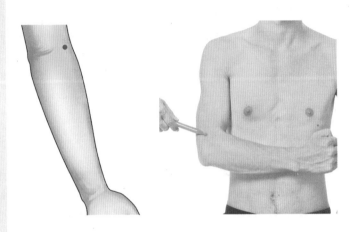

穴位养生方

曲池是秋季的护肺要穴，有很好的清热作用。用拇指指腹垂直按压本穴，每次1~3分钟，具有很好的清热泻火作用。需要注意的是，此穴容易造成流产，孕妇禁用。

肘髎 LI12

舒筋活络，通经止痛

[主治] 肘臂酸痛、麻木、挛急等。

[穴位配伍] 配曲池治肘臂疾病；配列缺、阳溪治腕部狭窄性腱鞘炎。

[准确定位] 在肘区，肱骨外上髁上缘，髁上嵴的前缘。

[快速取穴] 先找到曲池，向上外量取1横指的髁上嵴前缘处即是。

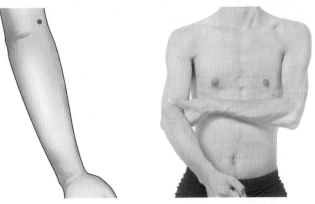

穴位养生方

肘髎是肺经、大肠经气血与肾经气血转换的重要穴位，经常用拇指指腹按摩本穴，可以远离肘臂部疼痛、麻木、挛急。

26

手五里 LI13

理气散结，通经活络

[**主治**] 上肢麻痹、肿胀，肘臂挛急疼痛，瘰疬等。

[**穴位配伍**] 配曲池治肘臂挛痛；配合谷、曲池治牙痛。

[**准确定位**] 在臂部，肘横纹上3寸，曲池与肩髃连线上。

[**快速取穴**] 直立，侧腕屈肘，在曲池与肩髃连线上，曲池上3寸处。

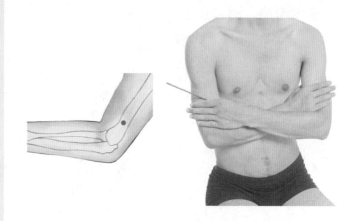

穴位养生方

经常用拇指指腹按压本穴，每次1～3分钟，长期坚持按摩，能够改善颈、肩、手臂的血液微循环，远离上肢疼痛、挛急，预防偏瘫。

臂臑 LI14

清热明目，祛风通络

[**主治**] 目疾，瘰疬，肩臂痛，上肢瘫痪或疼痛，颈项强痛，头痛。

[**穴位配伍**] 配肩髃、肩贞治肩周炎；配光明治目疾。

[**准确定位**] 在臂部，曲池上7寸，三角肌前缘处。

[**快速取穴**] 屈肘，微握拳，上肢用力使其紧张，则上臂可见明显隆起，即三角肌，在三角肌下端偏内侧处，按压有酸胀感。

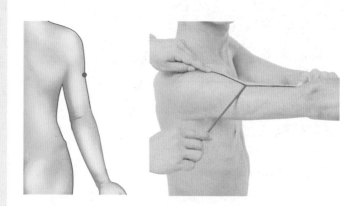

穴位养生方

经常用拇指指腹按压本穴，每次1～3分钟，长期坚持按摩，能够缓解上肢、颈项疼痛，预防肩周炎，还能缓解眼睛疲劳。

肩髃 LI15

[准确定位] 在三角肌区，肩峰外侧缘前端与肱骨大结节两骨间凹陷中。

[快速取穴] 上臂向前伸直时，肩峰下方凹陷处即是。

通利关节，疏散风热

[主治] 肩臂疼痛，手臂无力，上肢不遂，瘾疹，瘰气。

[穴位配伍] 配臂臑治肩周炎；配手三里治急性腕扭伤；配曲池、外关、合谷治上肢不遂。

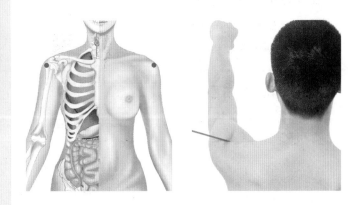

穴位养生方

用手掌大鱼际处搓揉本穴，或用中指指腹点揉本穴，每次3分钟，长期坚持按摩，能预防关节炎、肩臂挛痛。

巨骨 LI16

[准确定位] 在肩胛区，锁骨肩峰端与肩胛冈之间的凹陷中。

[快速取穴] 两肩放松，在锁骨肩峰端与肩胛冈之间的凹陷处，按压有酸痛感。

通经活络，散结消肿

[主治] 肩背疼痛，上肢抬举不利，瘰疬，瘿气等。

[穴位配伍] 配臂臑、肩髎治肩痛；配人迎、扶突治瘰疬。

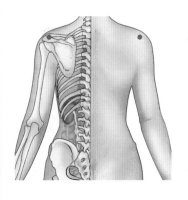
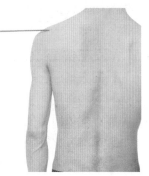

穴位养生方

用中指指腹按揉本穴，每次3分钟，长期坚持按摩，能缓解肩背疼痛，预防肩臂挛痛、臂不举。

天鼎 LI17

清咽散结，理气化痰

[主治] 暴喑气哽，咽喉肿痛，吞咽困难，瘿气，瘰疬。

[穴位配伍] 配廉泉治喑哑；配攒竹治顽固性呃逆；配少商治咽喉肿痛。

[准确定位] 在颈部，横平环状软骨，胸锁乳突肌后缘。

[快速取穴] 头微侧仰，喉结旁开3寸，扶突下1寸，在胸锁乳突肌的胸骨头与锁骨头结合处即为本穴。

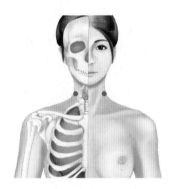
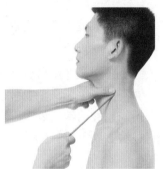

穴位养生方

用中指指腹用力按压本穴，每次3分钟，长期坚持按摩，可以缓解咽喉肿痛，远离扁桃体炎。

扶突 LI18

清咽消肿，理气降逆

[主治] 咳嗽，气喘，咽喉肿痛，暴喑，吞咽困难，瘿气，瘰疬。

[穴位配伍] 配合谷治瘿气；配大椎、合谷，有清热利咽的作用，主治咽喉肿痛；配风门、气海俞、足三里治肩背疼痛。

[准确定位] 在胸锁乳突肌区，横平喉结，胸锁乳突肌前、后缘中间。

[快速取穴] 一手拇指弯曲，其余四指并拢，手心向内，小指位于喉结旁，食指所在位置即是。

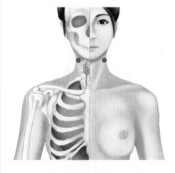
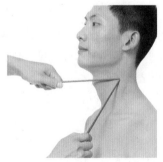

穴位养生方

经常用指腹点压本穴，每次3分钟，长期坚持按摩，可以预防咽喉疾病，远离咽喉肿痛、咳嗽、气喘等不适。

口禾髎 LI19

祛风开窍，活血止血

[主治] 鼻塞，鼻衄，嗅觉减退，口㖞，口噤不开。

[穴位配伍] 配地仓、颧髎、合谷治面神经麻痹；配迎香治鼻炎；配兑端、劳宫，治鼻衄。

[准确定位] 在面部，横平人中沟上 1/3 与下 2/3 交点，鼻孔外缘直下。

[快速取穴] 直立，上唇部，鼻孔外缘直下，平水沟穴，按压有痛感。

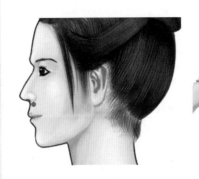

穴位养生方

冬春季交替之际，是感冒和鼻炎多发季节，经常用搓热的手按揉或搓擦该穴位，能起到预防作用。

迎香 LI20

疏风解表，通利鼻窍

[主治] 鼻塞，鼻出血，嗅觉减退，口㖞，面痒，胆道蛔虫症，面神经麻痹。

[穴位配伍] 配阳陵泉、丘墟治胆道蛔虫症；配四白、地仓治面神经麻痹、面肌痉挛。

[准确定位] 在面部，鼻翼外缘中点旁，鼻唇沟中。

[快速取穴] 正坐位，用手指从鼻翼沿鼻唇沟向上推，至鼻唇沟中点处可触及一凹陷，按之有酸胀感。

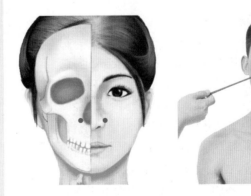

穴位养生方

迎香穴是手阳明大肠经的终结穴，与胃经相衔接。双手食指或中指按在两侧迎香穴上，往上推或反复旋转按揉2分钟，鼻腔会明显地通畅湿润许多。经常按揉本穴，能够疏通鼻腔，缓解感冒、鼻炎等引起的鼻塞。

足阳明胃经

第四章

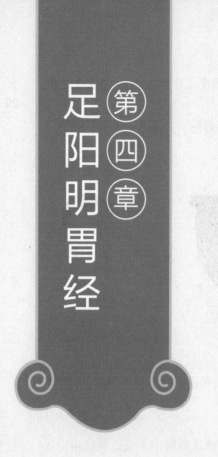

头维
承泣
四白
巨髎
地仓
大迎
乳中
梁门
滑肉门
大巨
气冲

下关
颊车
人迎
水突
气舍
缺盆
气户
库房
屋翳
膺窗
乳根
不容
承满
关门
太乙
天枢
外陵
水道
归来
髀关
伏兔
阴市
梁丘
犊鼻
足三里
上巨虚
条口
丰隆
解溪
冲阳
陷谷
下巨虚
内庭
厉兑

【经脉循行】起于鼻旁，上行鼻根，与足太阳经脉交会，再沿鼻外侧下行，入上齿龈，返回环绕口唇，入下唇交会于承浆穴；再向后沿下颌下缘，至大迎穴处，再沿下颌角至颊车穴，上行到耳前，过足少阳经的上关穴处，沿发际至额颅部。其支脉，从大迎前下走人迎穴，沿喉咙入缺盆，下横膈，入属于胃，联络于脾。其直行的经脉，从缺盆沿乳房内侧下行，经脐旁至气冲部；一支脉从胃口分出，沿腹内下行，至气冲部与直行经脉会合。由此经髀关、伏兔下行，至膝关节中。再沿胫骨外侧缘下行，经足背至第2足趾外侧端；一支脉从膝下3寸处分出，下行到中趾外侧端；一支脉从足背分出，沿足大趾内侧直行到末端。

【疾病主治】食欲减退，胃痛，呕吐，腹胀，泄泻，便秘；目赤痛痒，目翳；癫狂；热病；下肢痿痹、转筋等。

胃和胃经的作用

胃主受纳、腐熟水谷，主通降，以降为和。胃与脾互为表里，是脾脏转化气血的前提。胃主要是将食物受纳和消化，然后营养物质通过脾的"升清"作用而上输于心、肺、头目，通过心肺的作用化生气血，胃有"降浊"的作用，就是把食物中不为身体需要的浊物水湿下降肠道。若脾吸收转化不力，不但导致"气血两亏"，而且无力推动胃发挥作用，会出现食欲减退，难以继续"吐故纳新"，所以通常都讲"健脾开胃"，就是这个道理。

$$食物 \longrightarrow 胃 \xrightarrow{消化} 小肠 \nearrow 清（营养）\longrightarrow 脾 \xrightarrow{转化} 气血$$
$$\searrow 浊（废物）\longrightarrow 大肠 \longrightarrow 糟粕$$

胃经的相关器官

口（齿）、目、鼻、耳、胃。

胃经异常的信号

经络症：本经从头走足，如有不畅，久积化火，容易出现发热、出汗、头痛、咽喉痛、牙痛、下肢关节痛等经脉循行部位的疾病。

脏腑症：胃经功能下降，会出现食欲减退、胃痛、呕吐、腹胀、泄泻、痢疾、便秘等。

亢进热证时症状：体热，腹胀，打嗝，便秘，食欲增加，胃痉挛性疼痛，胃酸过多，唇干裂。

衰弱寒证时症状：餐后腹痛，腹泻或呕吐，消化力减弱，胃酸不足，忧郁，清涎多，下肢倦怠。

承泣 ST1

疏风清热，明目止痛

[主治] 近视,远视,夜盲,眼睑瞤动,眼睛疲劳,目赤肿痛,迎风流泪,口眼㖞斜,面肌痉挛。

[穴位配伍] 配太阳治目赤肿痛；配阳白治口眼㖞斜。

[准确定位] 在面部,当眼球与眶下缘之间,目正视前方时,瞳孔直下。

[快速取穴] 正坐、仰靠或仰卧,眼睛直视前方,食指与中指伸直并拢,中指贴于鼻侧,食指指尖位于下眼眶边缘处,则食指指尖所在的位置即是该穴。

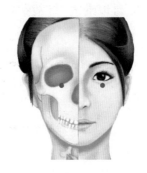 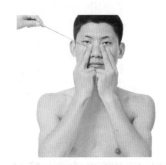

穴位养生方

每天坚持用食指按摩本穴,并配合按摩睛明穴,对于预防近视有效。

四白 ST2

散风明目，通经活络

[主治] 目赤痛痒,眼睑瞤动,目翳,口眼㖞斜,头痛,眩晕,面肌痉挛。

[穴位配伍] 配阳白、地仓、颊车、合谷治口眼㖞斜；配攒竹治眼睑瞤动。

[准确定位] 在面部,眶下孔处。

[快速取穴] 先以两手中指和食指并拢伸直,不要分开,中指指肚贴两侧鼻翼,食指指尖所按的位置即是。

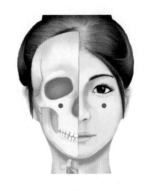 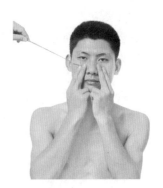

穴位养生方

四白穴又称美白穴,疏通四白穴,能消除脸上的斑点和小皱纹,使皮肤白里透红、自然润泽。配合按摩眼周围的穴位,不但可以改善视力,还能消除黑眼圈。

巨髎 ST3

清热息风，明目退翳

[准确定位] 在面部，横平鼻翼下缘，瞳孔直下。

[快速取穴] 正坐位，目视前方，瞳孔直下，平鼻翼下缘，按之有酸胀感。

[主治] 面痛，口眼㖞斜，鼻衄，鼻塞，牙痛，三叉神经痛，唇颊肿等。

[穴位配伍] 配合谷治牙痛；配地仓、颊车治口㖞。

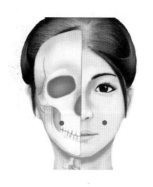
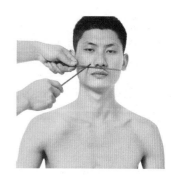

穴位养生方

用拇指指腹点按本穴，每次3分钟，经常按摩，可以纠正口眼㖞斜，预防老年中风，远离白内障。

地仓 ST4

祛风止痛，舒筋活络

[准确定位] 在面部，口角旁开0.4寸。注：口角旁，在鼻唇沟或鼻唇沟延长线上。

[快速取穴] 正坐或仰卧，轻闭口，举两手，用食指指甲垂直下压唇角外侧即是。

[主治] 口角㖞斜，流涎，牙痛，颊肿，眼睑𥆧动，鼻衄，面痛等。

[穴位配伍] 配颊车、合谷治口㖞、流涎、牙痛；配颊车、内庭治三叉神经痛。

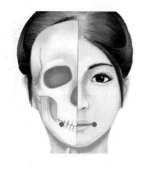
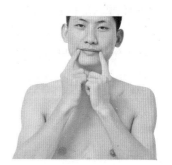

穴位养生方

用食指指甲垂直下压左右两侧本穴，稍用力掐揉，每次1~3分钟，每天坚持按摩，可以调节微循环，改善面部松弛，舒缓口周皱纹，远离口角炎、面部神经麻痹。

34

大迎 ST5

祛风通络，消肿止痛

[主治] 颊肿，牙痛，口眼㖞斜，眼睑痉挛，三叉神经痛。

[穴位配伍] 配颊车治牙痛。

[准确定位] 在面部，下颌角前方，咬肌附着处的前缘凹陷中，面动脉搏动处。

[快速取穴] 侧坐，在下颌角前下方约1.3寸，咬肌附着处的前缘。

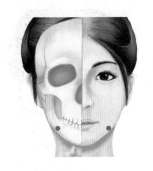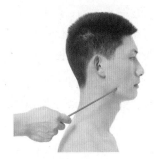

穴位养生方

用食指指腹按揉本穴，每次3分钟，每天坚持，可以促进面部血液循环，缓解面部疾病引起的疼痛，预防龋齿。

颊车 ST6

祛风清热，开关通络

[主治] 牙关紧闭，牙痛，颊肿，口角㖞斜。

[穴位配伍] 配下关、阳白、合谷治三叉神经痛；配地仓治口眼㖞斜；配人中、承浆、合谷治脑卒中。

[准确定位] 在面部，下颌角前上方一横指，闭口咬紧牙时咬肌隆起、放松时按之有凹陷处。

[快速取穴] 侧坐，当咀嚼时咬肌隆起的高点处，按之有酸胀感。

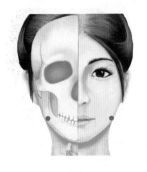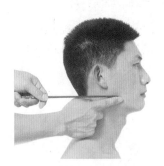

穴位养生方

用中指指腹压在咬肌隆起处揉按，每天坚持按摩，可以消除面部浮肿，起到美容效果。牙痛时按揉此穴可以有效缓解疼痛。

下关 ST7

消肿止痛，聪耳通络

[主治] 耳聋,耳鸣,牙痛,口眼㖞斜,面痛,牙关紧闭,面神经麻痹。

[穴位配伍] 配合谷治牙痛；配听宫、听会治耳聋、耳鸣。

[准确定位] 在面部，颧弓下缘中央与下颌切迹之间的凹陷中。

[快速取穴] 正坐或仰卧、仰靠，闭口，手掌轻握拳，食指和中指并拢，食指贴于耳垂旁，中指指腹所在位置即是。

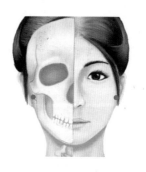
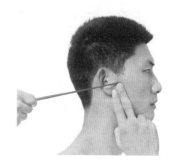

穴位养生方

按揉下关穴可缓解三叉神经痛和牙痛。将双手食指或中指分别放在同侧下关穴上，适当用力按揉 0.5 ～ 1 分钟，反复进行 3 ～ 5 次，有疏风清热、解痉止痛功效。上牙痛取下关穴，下牙痛取颊车穴，效果较好。

头维 ST8

清热明目，止痛镇痉

[主治] 头痛,目痛,目眩,迎风泪出,目视不明,眼睑瞤动,偏头痛。

[穴位配伍] 配合谷治头痛；配太冲治目眩。

[准确定位] 在头部，额角发际直上 0.5 寸，头正中线旁开 4.5 寸。

[快速取穴] 正坐或仰靠、仰卧，食指与中指并拢，中指指腹放于额角发际点处，食指指腹所在处即是。若是由他人取穴（如下图），则将食指指腹放于额角发际点，中指指腹所在处为头维穴。

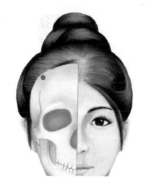
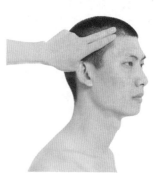

穴位养生方

用拇指指腹稍用力按压本穴，每次 1 ～ 3 分钟，每天坚持按摩，可以改善面部、头部微循环，远离偏头痛、目眩、面神经麻痹。

人迎 ST9

利咽散结，理气降逆

[主治] 咽喉肿痛，头痛，眩晕，气喘，瘰疬，瘿气，高血压，咯血。

[穴位配伍] 配足三里、三阴交、攒竹治呃逆；配大椎、太冲治高血压。

[准确定位] 在颈部，横平喉结，胸锁乳突肌前缘，颈总动脉搏动处。

[快速取穴] 正坐或仰靠，拇指与小指弯曲，中间三指伸直并拢，将无名指放于喉结旁，食指指腹所在的位置即是。

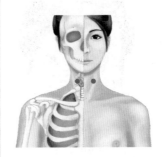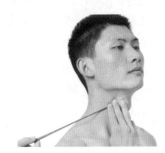

穴位养生方

用拇指指腹轻轻上下按压本穴，每次3分钟，每天坚持按摩，可以促进面部血液循环，调节血压，清利咽喉，远离高血压、咽喉疾病。需注意的是，此穴不可重刺激，禁灸。

水突 ST10

清热利咽，降逆平喘

[主治] 咽喉肿痛，咳嗽，气喘，胸部憋闷，瘿瘤，瘰疬，失音。

[穴位配伍] 配天突、内关治咳喘；配人迎治咽喉肿痛。

[准确定位] 在颈部，横平环状软骨，胸锁乳突肌前缘。

[快速取穴] 正坐，找到环状软骨，往两侧摸到胸锁乳突肌，前缘即是。

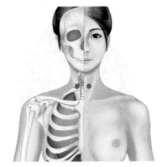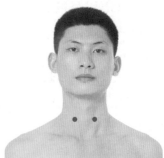

穴位养生方

用中指指腹按揉本穴，每次3分钟，每天坚持按摩，可以预防咽喉疾病，缓解咽部不适，远离咽炎、喉炎。

气舍 ST11

清咽利肺，理气散结

[主治] 咽喉肿痛，胸满，咳嗽，气喘，呼吸困难，颈项强痛，肩痛，瘿瘤，瘰疬。

[穴位配伍] 配水突治瘿瘤。

[准确定位] 在胸锁乳突肌区，锁骨上小窝，锁骨胸骨端上缘，胸锁乳突肌胸骨头与锁骨头中间的凹陷中。

[快速取穴] 正坐仰靠，在颈部，锁骨胸骨端上缘，胸锁乳突肌胸骨头与锁骨头之间的凹陷中，按之有痛感处。

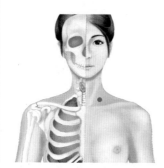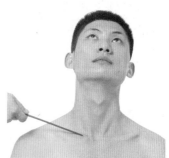

穴位养生方

落枕后可自翳风穴按揉至气舍穴，按揉时手法要轻柔，切忌暴力用力，不拘治疗时间，反复按揉至肌肉疼痛缓解即可。

缺盆 ST12

宽胸利膈，止咳平喘

[主治] 咳嗽，气喘，咽喉肿痛，缺盆中痛，瘰疬。

[穴位配伍] 配肺俞治咳嗽。

[准确定位] 在颈外侧区，锁骨上大窝，锁骨上缘凹陷中，前正中线旁开4寸。

[快速取穴] 正坐，目视前方，过乳头垂线上，锁骨上方凹陷中，按压有酸胀感处。

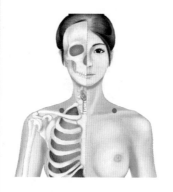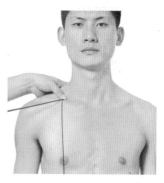

穴位养生方

平时多按揉缺盆穴，有助于缓解肩部疼痛，同时也可预防咳嗽、气喘等呼吸系统症状。

38

气户 ST13

理气宽胸，止咳平喘

[主治] 咳嗽，气喘，呃逆，胸胁支满，胸背疼痛。

[穴位配伍] 配肺俞穴治咳喘。

[准确定位] 在胸部，锁骨下缘，前正中线旁开4寸。

[快速取穴] 正坐位，过乳头的垂线与锁骨下缘相交的凹陷处，按压有酸胀感。

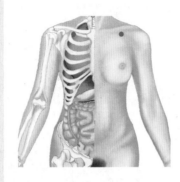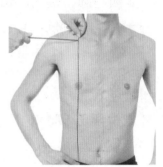

穴位养生方

用中指指腹按压本穴，做环状运动，每次1～3分钟，每天坚持按摩，可以缓解呃逆、胸痛，远离气管炎、胸膜炎。

库房 ST14

理气宽胸，清热化痰

[主治] 咳嗽，气喘，咳唾脓血，胸胁胀痛。

[穴位配伍] 配屋翳穴治胸胁胀痛。

[准确定位] 在胸部，第1肋间隙，前正中线旁开4寸。

[快速取穴] 正坐位，先取锁骨，锁骨下面的肋骨即为第1肋骨，在气户下方第1肋与第2肋之间，按压有酸胀感处。

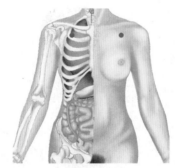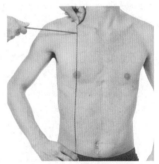

穴位养生方

用中指指腹按压本穴，做环状运动，每次1～3分钟，每天坚持按摩，可以缓解胸胁胀痛、气喘，使呼吸顺畅，并能防治乳腺增生。

屋翳 ST15

止咳化痰，消痈止痒

[主治] 咳嗽，气喘，胸胁胀痛，咳唾脓血，乳痈。

[穴位配伍] 配天宗治乳痈；配中府治胸胁胀痛。

[准确定位] 在胸部，第2肋间隙，距前正中线4寸处。

[快速取穴] 从乳头沿垂直线向上推2个肋间隙，按压有酸胀感处即是。

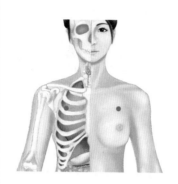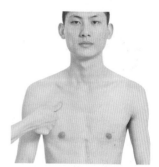

穴位养生方

用中指指腹按压本穴，做环状运动，每次1～3分钟，每天坚持按摩，可以缓解咳嗽、气喘等症状。

膺窗 ST16

止咳平喘，消肿清热

[主治] 咳嗽，气喘，胸胁胀痛，乳痈。

[穴位配伍] 配屋翳穴治乳痈。

[准确定位] 在胸部，第3肋间隙，前正中线旁开4寸。

[快速取穴] 正坐位，从乳头沿垂直线向上推1个肋间隙（即第3肋间隙），即为本穴，按压有酸胀感。

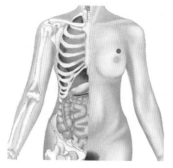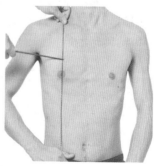

穴位养生方

用中指指腹按压本穴，做环状运动，每天坚持按摩，可以远离乳腺炎、胸痛。

乳中 ST17

调气醒神，通窍明目

[主治] 乳汁少，母乳不畅，乳痈，难产。

[穴位配伍] 配屋翳治乳痈。

[准确定位] 在胸部，乳头中央。

[快速取穴] 食指指腹放于胸部乳头中央，食指指腹所指位置即是本穴，轻揉有麻胀的感觉。

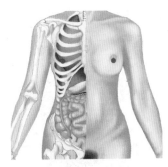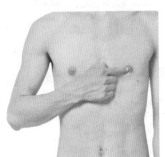

穴位养生方

产后按揉本穴可以促进乳汁分泌，用双手中指指腹按揉并做环状运动，按揉时用力宜轻。注意此穴不宜针刺或艾灸。

乳根 ST18

通乳化瘀，宣肺理气

[主治] 乳痈，乳汁不足，胸闷，胸痛，咳嗽，气喘，呃逆。

[穴位配伍] 配少泽、膻中治乳痈；配少泽、足三里治乳汁不足。

[准确定位] 在胸部，第5胸肋间隙，前正中线旁开4寸。

[快速取穴] 仰卧位，从乳头沿垂直线向下推1个肋间隙，按压有酸胀感处。

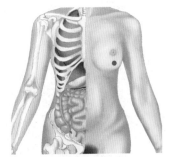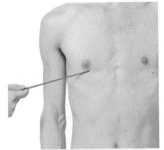

穴位养生方

用中指、食指两指指腹着力按压本穴，每天早、晚各按揉3～5分钟，长期坚持按摩，可以化解胸部气滞血瘀，对乳房具有很好的保健作用。

不容 ST19

调中和胃，理气止痛

[主治] 胃痛，呕吐，食欲减退，腹胀，咳嗽，呕血，心前区痛，肋间神经痛。

[穴位配伍] 配中脘治胃部疾病。

[准确定位] 在上腹部，脐中上6寸，前正中线旁开2寸。

[快速取穴] 仰卧位，从肚脐向上量两个4横指（6寸），左右旁开3横指即是。

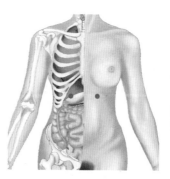
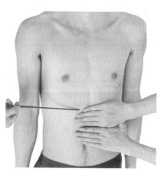

穴位养生方

用中指指腹按压本穴，每次1～3分钟，每天坚持按摩，可以调节脾胃功能，改善消化不良，增强食欲。

承满 ST20

理气和胃，降逆止呕

[主治] 胃痛，吐血，食欲减退，腹胀，胁下胀满。

[穴位配伍] 配足三里治胃痛。

[准确定位] 在上腹部，脐中上5寸，前正中线旁开2寸。

[快速取穴] 仰卧，先找到不容，垂直向下量1横指处。

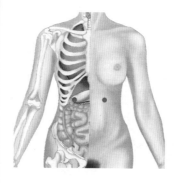
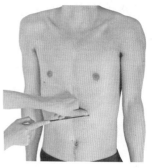

穴位养生方

用中指指腹按压本穴，每次3～5分钟，每天坚持按摩，可以调节脾胃功能，缓解胃部不适，预防胃肠疾病的发生。

梁门 ST21

和胃理气，健脾调中

[主治] 胃痛，呕吐，食欲减退，腹胀，消化不良，便溏。

[穴位配伍] 配梁丘、中脘、足三里治胃痛；配胃俞、脾俞、肾俞、上巨虚治便溏。

[准确定位] 在上腹部，脐中上4寸，前正中线旁开2寸。

[快速取穴] 仰卧位，取肚脐与剑胸结合点的中点处，再水平旁开3横指处，按压有酸胀感。

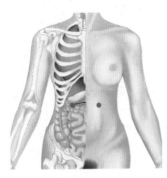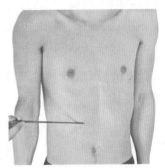

穴位养生方

用中指指腹按压本穴，做环状运动，每次1～3分钟，可以缓解胃部不适，促进消化。

关门 ST22

调理肠胃，利水消肿

[主治] 腹胀，腹痛，肠鸣，泄泻，水肿，遗尿。

[穴位配伍] 配水分、足三里治肠鸣、腹泻。

[准确定位] 在上腹部，脐中上3寸，前正中线旁开2寸。

[快速取穴] 仰卧位，从肚脐沿前正中线向上量4横指，再水平旁开3横指，按之有酸胀感处。

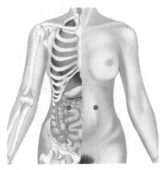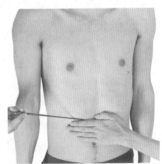

穴位养生方

用中指指腹按揉本穴，每次1～3分钟，每天坚持按摩，可以增强脾胃运化，缓解消化不良、食欲减退、腹胀、腹泻等不适症状。

太乙 ST23

除湿散热，镇静安神

[主治] 胃痛，食欲减退，消化不良，肠鸣，腹胀，腹泻，癔症，心烦，癫狂。

[穴位配伍] 配中脘穴治胃痛。

[准确定位] 在上腹部，脐中上 2 寸，前正中线旁开 2 寸。

[快速取穴] 仰卧位，在上腹部，从脐中向上量 3 横指，前正中线旁开 3 横指，按压有酸胀感处。

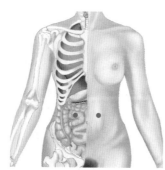 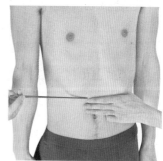

穴位养生方

用中指指腹按揉本穴，每次 1～3 分钟，每天坚持按摩，可以清心除烦、稳定情绪，缓解消化不良、胃痛、腹胀等不适症状。

滑肉门 ST24

镇静安神，清心开窍

[主治] 胃痛，舌强，吐舌，呕吐，癫狂，腹痛，腹胀，水肿，脱肛，月经不调。

[穴位配伍] 配足三里治胃痛。

[准确定位] 在上腹部，脐中上 1 寸，前正中线旁开 2 寸。

[快速取穴] 仰卧位，在上腹部，从脐中向上量 1 横指，前正中线旁开 3 横指，按之有酸胀感处。

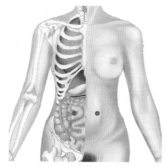 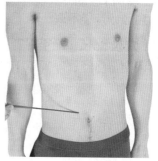

穴位养生方

用手掌推擦按揉本穴，每次 1～3 分钟，长期坚持按摩，可以镇静安神，缓解精神紧张，还可预防胃肠疾病。

天枢 ST25

[准确定位] 在腹部，横平脐中，前正中线旁开2寸。

[快速取穴] 仰卧或正坐，横平脐中，前正中线旁开3横指处，按压有酸胀感。

调中和胃，理气健脾

[主治] 呕吐，腹泻，肠鸣，腹痛，腹胀，便秘，水肿，黄疸，痛经，月经不调。

[穴位配伍] 配支沟治便秘；配三阴交、太冲治痛经；配气海、足三里治急性菌痢。

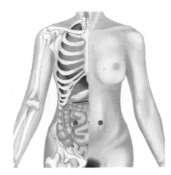
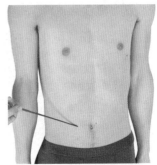

穴位养生方

用大拇指指腹按揉本穴，每次3分钟，长期坚持按摩，能很好地改善胃肠功能，促进排便。

外陵 ST26

[准确定位] 在下腹部，脐中下1寸，前正中线旁开2寸。

[快速取穴] 仰卧位，在下腹部，从脐中向下量1横指，前正中线旁开3横指处，按压有酸胀感。

和胃化湿，理气止痛

[主治] 腹痛，腹胀，疝气，痛经，月经不调。

[穴位配伍] 配子宫、三阴交治痛经；配天枢、足三里、中脘治腹痛。

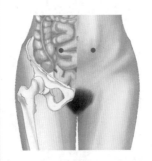
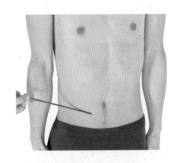

穴位养生方

用食指、中指、无名指三指由内向外按揉本穴，每次1~3分钟，每天坚持按摩，可以缓解下腹部各种不适症状。

大巨 ST27

调理肠胃，固肾纳气

[主治] 小腹胀满，便秘，小便不利，遗精，早泄，疝气，睾丸炎。

[穴位配伍] 配中极、次髎治小便不利。

[准确定位] 在下腹部，脐中下 2 寸，前正中线旁开 2 寸。

[快速取穴] 仰卧位，从肚脐沿前正中线向下量 3 横指，再水平旁开 3 横指，按压有酸胀感处。

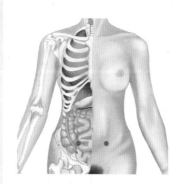
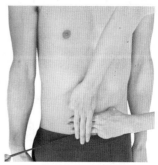

穴位养生方

用食指、中指、无名指三指指腹由内而外按揉本穴，每次 3 分钟，长期坚持按摩，能改善男性性功能障碍，补养肾气，预防胃肠疾病。

水道 ST28

利水消肿，调经止痛

[主治] 小腹胀满，腹水，小便不利，痛经，不孕，疝气。

[穴位配伍] 配三阴交、中极治痛经、不孕。

[准确定位] 在下腹部，脐中下 3 寸，前正中线旁开 2 寸。

[快速取穴] 仰卧位，从肚脐沿正中线向下量 4 横指，再水平旁开 3 横指，按压有酸胀感处。

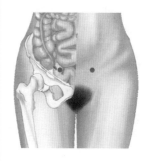
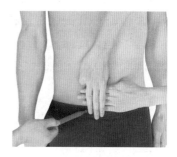

穴位养生方

用两手拇指指腹按压本穴，并由内而外做环状运动，每次 1～3 分钟，每天坚持按揉，可缓解女性经期腹痛、腹胀。

归来 ST29

活血化瘀，调经止痛

[主治] 小腹痛，疝气，月经不调，痛经，经闭，不孕，带下，阴挺，崩漏，腹痛。

[穴位配伍] 配大敦治疝气；配三阴交、中极治月经不调。

[准确定位] 在下腹部，脐中下4寸，前正中线旁开2寸。

[快速取穴] 仰卧位，从耻骨联合上缘沿前正中线向上量1横指，再水平旁开3横指处，按压有酸胀感。

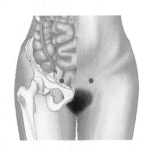 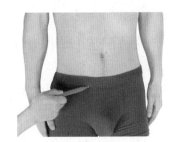

穴位养生方

以中指指腹垂直下按，做环状运动，每次3分钟，每天坚持按摩，能有效缓解女性痛经、月经不调等症状。

气冲 ST30

调经舒筋，理气止痛

[主治] 肠鸣，腹痛，疝气，月经不调，不孕，阴肿，阳痿。

[穴位配伍] 配气海治肠鸣、腹痛；配曲泉、太冲治疝气。

[准确定位] 在腹股沟区，耻骨联合上缘，前正中线旁开2寸，动脉搏动处。

[快速取穴] 仰卧位，在耻骨联合上缘中点水平旁开3横指，触之有动脉搏动处。

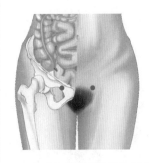 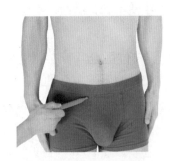

穴位养生方

用食指指腹按揉本穴，每日早、晚各按揉1～3分钟，长期坚持按摩，能治疗疝气、月经不调、不孕，改善女性痛经、男性阳痿。

髀关 ST31

强壮腰膝，舒筋活络

[主治] 下肢痿痹，腰痛，膝寒，足部麻木，脚气，疝气，腹胀。

[穴位配伍] 配犊鼻、阳陵泉治腰腿疼痛；配伏兔治痿痹。

[准确定位] 在股前区，股直肌近端、缝匠肌与阔筋膜张肌 3 条肌肉之间的凹陷中。

[快速取穴] 仰卧位，大腿前面，髂前上棘与髌底外侧端的连线上，与会阴齐平处，按压有酸胀感。

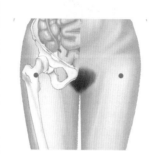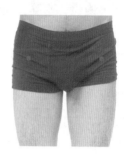

穴位养生方

用中指指腹按压本穴，做环状运动，每次 1 ～ 3 分钟，每天坚持按摩，可以缓解下肢痿痹、膝关节痛等不适。

伏兔 ST32

散寒化湿，疏通经络

[主治] 腰腿痛，膝冷，下肢神经痛，下肢痿痹，膝关节疼痛，疝气，脚气。

[穴位配伍] 配髀关、阳陵泉治下肢痿痹；配髀关、犊鼻治膝关节疼痛。

[准确定位] 在股前区，髌底上 6 寸，髂前上棘与髌底外侧端的连线上。

[快速取穴] 仰卧位，大腿前面，髂前上棘与髌底外侧端的连线上，髌底上 6 寸处，按压有酸胀感。

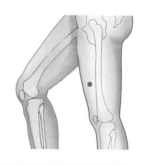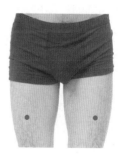

穴位养生方

用拇指指腹垂直按揉本穴，每日坚持按摩，能消除腰痛膝冷，远离下肢麻痹的困扰。

阴市 ST33

温经散寒，理气止痛

[主治] 腿膝冷痛，膝关节屈伸不利，腰痛，疝气，腹胀，腹痛，水肿，风湿性关节炎。

[穴位配伍] 配足三里、阳陵泉治下肢痿痹。

[准确定位] 在股前区，髌底上3寸，股直肌肌腱外侧缘。

[快速取穴] 正坐屈膝，于膝盖外上缘直上4横指（3寸）处，按压有酸痛感。

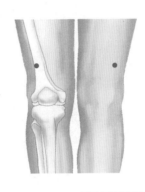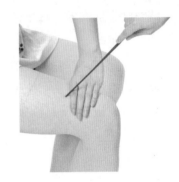

穴位养生方

用拇指指腹轻轻按揉本穴，每次1～3分钟，每天坚持按摩，可以促进下肢血液循环，改善下肢痿痹、屈伸不利。

梁丘 ST34

舒筋活血，理气止痛

[主治] 腰痛，膝冷，膝部肿痛，下肢神经痛，血尿，乳痛，痛经。

[穴位配伍] 配足三里、中脘治胃痛。

[准确定位] 在股前区，髌底上2寸，股外侧肌与股直肌肌腱之间。

[快速取穴] 端坐，下肢用力蹬直，髌骨外上缘上方凹陷处中心即是。

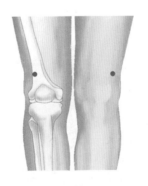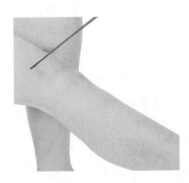

穴位养生方

用拇指指腹按揉本穴，每次1～3分钟，每天坚持按摩，可以调节脾胃功能，远离胃痛、胃胀的困扰。

犊鼻 ST35

疏风散寒，理气消肿

[主治] 膝关节痛，膝关节屈伸不利，下肢麻痹，腹胀，便秘。

[穴位配伍] 配阳陵泉、足三里治膝痛；配支沟、天枢治腹胀、便秘；配梁丘、委中治膝关节炎。

[准确定位] 在膝前区，髌韧带外侧凹陷中。

[快速取穴] 双手掌心向下，轻置于膝盖上，五指向下，中指下伸的顶端向外1横指即是。

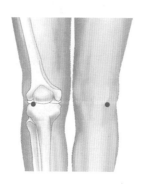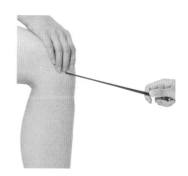

穴位养生方

用中指指腹按揉本穴，每次1～3分钟，每天坚持可以改善膝部疼痛、酸软，远离下肢麻痹、膝关节炎。

足三里 ST36

调理脾胃，补中益气

[主治] 胃痛，呕吐，下肢痿痹，头晕，耳鸣，癫狂，乳痈，肠痈，食欲减退，腹胀，腹泻，便秘，水肿。

[穴位配伍] 配中脘、内关治胃脘痛；配脾俞、气海、肾俞治腹泻。

[准确定位] 在小腿外侧，犊鼻下3寸，胫骨前嵴外1横指处，犊鼻与解溪连线上。

[快速取穴] 在小腿外侧，犊鼻下4横指，距胫骨前缘1横指。

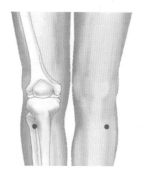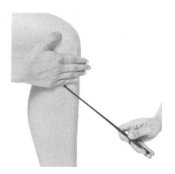

穴位养生方

足三里既能补脾胃之气，又能补元气。用足三里保健，最好是艾灸，每次用艾条灸20～30分钟。也可用拇指指腹垂直按摩本穴，每天按摩5～10分钟。

上巨虚 ST37

调和肠胃，通经活络

[主治] 肠鸣，腹痛，泄泻，便秘，肠痈，消化不良，下肢痿痹，脚气。

[穴位配伍] 配足三里、气海治便秘、泄泻。

[准确定位] 在小腿外侧，犊鼻下6寸，犊鼻与解溪连线上。

[快速取穴] 坐位屈膝，从足三里向下量4横指，在胫骨、腓骨之间可触及一凹陷处。

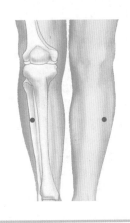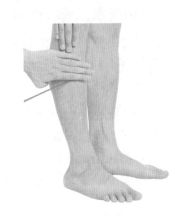

穴位养生方

用拇指指腹按揉本穴，每次1~3分钟，能健脾和胃，改善消化不良、肠鸣、泄泻、便秘，还能促进血液循环，预防下肢痿痹。

条口 ST38

舒筋活络，理气和中

[主治] 肩臂痛，下肢痿痹，小腿冷痛，跗肿，转筋，腹痛。

[穴位配伍] 配肩髃、肩髎治肩臂痛。

[准确定位] 在小腿外侧，犊鼻下8寸，犊鼻与解溪连线上。

[快速取穴] 侧坐屈膝，上巨虚下3横指，犊鼻与解溪连线上。

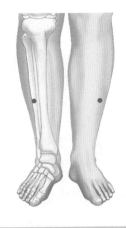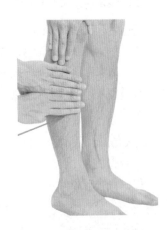

穴位养生方

用拇指指腹垂直按揉本穴，每次1~3分钟，每天坚持按摩，可以调节胃肠功能，改善下肢血液循环。

下巨虚 ST39

调理肠胃，安神定志

[主治] 小腹痛，腹胀，泄泻，痢疾，下肢痿痹，乳痈。

[穴位配伍] 配少泽治乳痈；配天枢、气海治腹痛。

[准确定位] 在小腿外侧，犊鼻下9寸，犊鼻与解溪连线上。

[快速取穴] 在小腿外侧，先找到条口穴，向下量1横指，凹陷处即是。

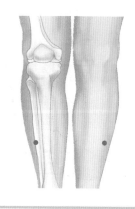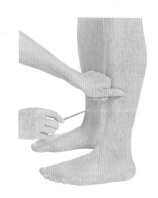

穴位养生方

用拇指指腹由内而外按揉本穴，每次1～3分钟，每天坚持按摩，可通经络、调肠胃，远离腹痛、泄泻、下肢痿痹的困扰。

丰隆 ST40

健脾化痰，和胃降逆

[主治] 痰多，咳嗽，哮喘，呕吐，胸痛，头痛，眩晕，下肢痿痹，便秘，癫狂。

[穴位配伍] 配风池治眩晕；配膻中、肺俞治咳嗽、痰多。

[准确定位] 在小腿外侧，外踝尖上8寸，胫骨前肌的外缘；条口外侧1横指处。

[快速取穴] 坐位屈膝，先确定犊鼻的位置，取犊鼻与外踝尖连线的中点，在腓骨侧前方肌肉丰满处，按压有沉重感。

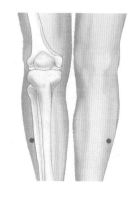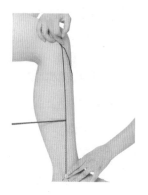

穴位养生方

用食指、中指、无名指三指按压本穴，每次3分钟，长期坚持按摩，可以有效缓解咳嗽、头痛、眩晕等不适，促进人体新陈代谢。

52

解溪 ST41

舒筋活络，清胃化痰

[主治] 头痛,眩晕,腹胀,便秘,癫狂,下肢痿痹,踝部疼痛,足下垂。

[穴位配伍] 配昆仑、太溪治踝部疼痛；配商丘、血海治腹胀。

[准确定位] 在踝区，踝关节前面中央凹陷中，姆长伸肌腱与趾长伸肌腱之间。

[快速取穴] 正坐，屈足背，与外踝尖齐平，在趾长伸肌腱与姆长伸肌腱之间的凹陷中，按之有酸胀感。

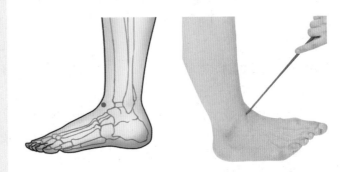

穴位养生方

用拇指指腹按揉本穴，每次1~3分钟，每天坚持按摩，可以促进血液循环，缓解头痛、头晕、踝部疼痛等不适。

冲阳 ST42

和胃化痰，宁神通络

[主治] 胃痛,腹胀,恶心,食欲减退,癫痫,口眼㖞斜,面肿,牙痛,足背肿痛,足痿无力。

[穴位配伍] 配大椎、丰隆治癫痫。

[准确定位] 在足背，第2跖骨基底部与中间楔状骨关节处，可触及足背动脉。

[快速取穴] 位于人体的足背最高处，当趾长伸肌腱外侧，足背动脉搏动处。

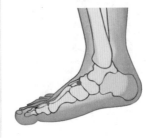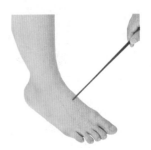

穴位养生方

用拇指指腹按揉本穴，每次1~3分钟，每天坚持按摩，能促进血液循环，保养足部，远离足背疾病、胃肠疾病。

陷谷 ST43

清热解表，理气和胃

[主治] 面浮身肿，足背肿痛，目赤肿痛，肠鸣，腹痛。

[穴位配伍] 配足三里、中脘治胃痛。

[准确定位] 在足背，第 2、第 3 跖骨间，第 2 跖趾关节近端凹陷中。

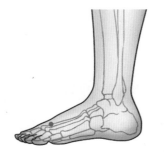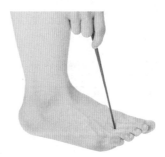

内庭 ST44

清胃泻火，理气止痛

[主治] 牙痛，口㖞，鼻衄，腹泻，痢疾，腹痛，腹胀，便秘，热病，咽喉肿痛，足背肿痛。

[穴位配伍] 配合谷治牙龈肿痛；配太冲、曲池、大椎治各种热病。

[准确定位] 在足背，第 2、第 3 趾间，趾蹼缘后方赤白肉际处。

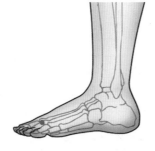

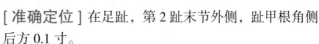

厉兑 ST45

清热和胃，通经活络

[主治] 足胫寒冷，足痈，鼻衄，牙痛，咽喉肿痛，热病，多梦，癫狂。

[穴位配伍] 配内关穴、神门穴治多梦。

[准确定位] 在足趾，第 2 趾末节外侧，趾甲根角侧后方 0.1 寸。

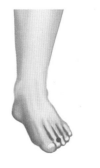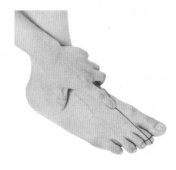

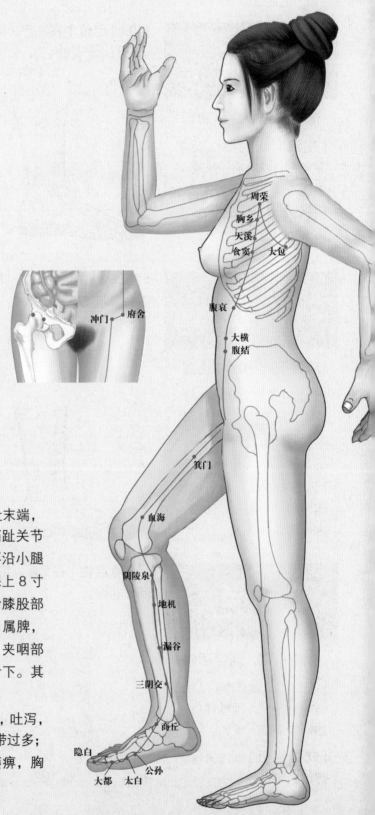

足太阴脾经

第五章

周荣
胸乡
天溪
食窦
大包
腹哀
大横
腹结
冲门　府舍
箕门
血海
阴陵泉
地机
漏谷
三阴交
商丘
隐白
公孙
大都　太白

【经脉循行】起于足大趾末端，沿着大趾内侧，经过第1跖趾关节后面，上行至内踝前面，再沿小腿内侧胫骨后缘上行，至内踝上8寸处交于足厥阴经之前，再沿膝股部内侧前缘上行，进入腹部，属脾，联络胃；再经过横膈上行，夹咽部两旁，连系舌根，分散于舌下。其支脉，从胃上膈，注心中。

【疾病主治】腹痛，胃痛，吐泻，便秘，痔疮；月经不调，白带过多；不孕，遗精，阳痿；下肢痿痹，胸胁痛。

脾和脾经的作用

脾主运化，是指脾将饮食水谷转化为水谷精微，并将精微物质吸收转输至全身脏腑，以维持其生理功能。脾的运化功能包括运化水谷和运化水液两个方面。食物必须依赖于脾的运化功能，才能将水谷化为精微，也有赖于脾的传输功能使水谷精微输布全身。水谷精微，是人体所需营养物质的主要来源，也是生成气血的主要物质基础，所以说"脾为后天之本，气血生化之源"。人体所摄入的水液，经过脾的吸收和转化以布散全身，同时脾也将多余的水液及时转输于肺和肾，通过肺的宣发和肾的气化作用，化为汗和尿排出体外。

脾还有升清和统血的功能。若脾气虚不能升清，则水谷不能运化，气血生化无源，可出现神疲乏力、头晕、腹泻等。脾气下陷，则可见久泄脱肛，甚至内脏下垂等。若脾不统血，脾气固摄血液的功能减弱，则会出现便血、尿血、崩漏等。

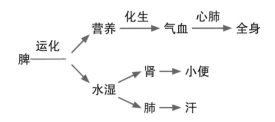

脾经的相关器官

脾、胃、子宫、卵巢、膀胱、前列腺。

脾经异常的信号

经络症： 脾经不畅，全身湿重疲倦；沿经脉所过大腿、膝、足趾肿胀，麻痹，怕冷。

脏腑症： 若脾经功能下降，会出现脘腹胀满、不思饮食、呕吐、嗳气、便溏。脾气绝则肌肉松软、消瘦。

亢进热证时症状： 消谷善饥，胁下胀痛，呕吐，排气，足膝关节疼痛，第1脚趾活动困难，失眠，黄疸。

衰弱寒证时症状： 消化不良，胃胀，便秘，上腹部疼痛，呕吐，四肢乏力、麻木，下肢静脉曲张，嗜睡。

56

隐白 SP1

调经统血，健脾回阳

[主治] 月经过多，崩漏，便血，尿血，牙龈出血，腹胀，呕吐，泄泻，小儿惊风。

[穴位配伍] 配地机、三阴交治出血症。

[**准确定位**] 在足趾，大趾末节内侧，趾甲根角侧后方 0.1 寸。

[**快速取穴**] 正坐位，把脚抬起，放置另一大腿上。用另一手拇指按压足大趾内侧趾甲角旁即是。

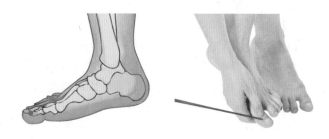

穴位养生方

用拇指指甲垂直按摩本穴，每次 1～3 分钟，长期坚持按摩，能够治疗女性痛经、崩漏。

大都 SP2

健脾和中，泻热止痛

[主治] 腹胀,呕吐,腹泻,胃痛，便秘，小儿抽搐,热病,心烦,无汗,足趾痛。

[穴位配伍] 配足三里、天枢治腹胀。

[**准确定位**] 在足趾，第 1 跖趾关节远端赤白肉际凹陷中。

[**快速取穴**] 正坐，在第 1 跖趾关节前下方掌背交界线处可触及一凹陷，按压有酸胀感。

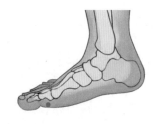
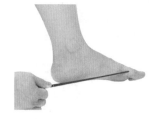

穴位养生方

用拇指指甲垂直按摩本穴，每次 1～3 分钟，长期坚持，能健胃消胀，还有助于缓解腿抽筋。

太白 SP3

健脾和胃，清热化湿

[主治] 胃痛,便秘,肠鸣,腹胀,腹痛,泄泻,呕吐,痢疾。

[穴位配伍] 配足三里、中脘治胃痛。

[准确定位] 在跖区,第1跖趾关节近端赤白肉际凹陷中。

[快速取穴] 正坐位,把脚抬起,放置另一大腿上,足内侧缘,第1跖趾关节后下方赤白肉际凹陷处即是。

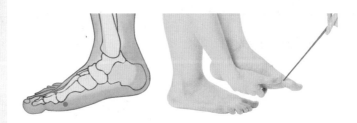

穴位养生方

用拇指指腹垂直按压本穴,每次1~3分钟,长期坚持,能理气和胃,增进食欲,调养肠胃。

公孙 SP4

健脾和胃，调理冲任

[主治] 胃痛,呕吐,腹痛,腹泻,痢疾,心烦,失眠,逆气里急。

[穴位配伍] 配中脘、内关治胃痛。

[准确定位] 在跖区,第1跖骨底的前下缘赤白肉际处。

[快速取穴] 正坐,从太白穴向后摸到第1跖骨底,其前下缘赤白肉际处即是。

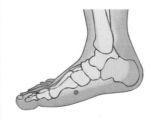
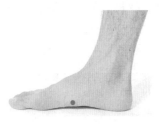

穴位养生方

使用公孙穴保健时,可以使用灸法,用艾条灸此穴,每次15分钟左右,能够温补脾阳。灸此穴的时候可以选择雀啄灸。皮肤感觉有点发烫,马上拿开,然后再接着灸。反复进行,犹如小鸟啄食,可以很好地保护皮肤。

商丘 SP5

健脾化湿,通调肠胃

[主治] 足踝痛,痔疮,腹胀,腹痛,泄泻,便秘,黄疸,消化不良。

[穴位配伍] 配足三里、气海治腹胀。

[准确定位] 在踝区,内踝前下方,舟骨粗隆与内踝尖连线中点的凹陷中。

[快速取穴] 侧坐垂足,于内踝前缘直线与内踝下缘横线之交点处,按压有酸胀感。

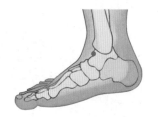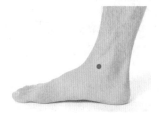

穴位养生方

用拇指指腹用力按揉本穴,每次3分钟,每天坚持按摩,能调节脾胃运化,预防胃肠疾病,对踝关节也有保养作用。

三阴交 SP6

健脾和胃,调经止带

[主治] 月经不调,崩漏,带下,痛经,遗精,阳痿,早泄,疝气,泄泻,肠鸣,腹胀,腹泻,下肢痿痹,高血压,心悸,失眠,头晕。

[穴位配伍] 配中极、天枢、行间治月经不调。

[准确定位] 在小腿内侧,内踝尖上3寸,胫骨内侧缘后际。

[快速取穴] 侧坐垂足,在内踝尖上4横指处,胫骨内侧面后缘,按压有酸胀感。

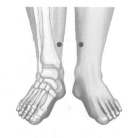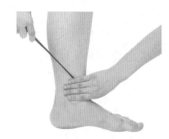

穴位养生方

三阴交是脾经上元气的"仓库",刺激三阴交能够调节经络气血运行,激发脾胃功能,从而使脾胃运化营养物质的功能增强。经常用拇指指尖垂直按压本穴,能有效防治失眠、神经衰弱,有助于调补肝、脾、肾三经气血,远离妇科炎症。

漏谷 SP7

健脾和胃，利尿除湿

[主治] 腹胀，肠鸣，小便不利，遗精，下肢痿痹。

[穴位配伍] 配足三里治腹胀、肠鸣。

[准确定位] 在小腿内侧，内踝尖上6寸，胫骨内侧缘后际。

[快速取穴] 取侧坐位，在小腿内侧，从内踝尖向上量两个4横指，胫骨内侧面后缘，按压有酸胀感处。

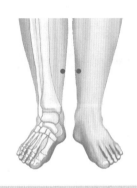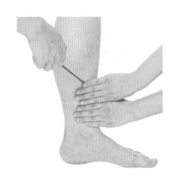

穴位养生方

用拇指指腹按揉本穴，每次左右各1～3分钟，能缓解小腿肌肉疲劳，长期坚持，能疏通下肢血脉，预防下肢痿痹。

地机 SP8

健脾渗湿，调经止带

[主治] 腹痛，腹泻，痛经，崩漏，月经不调，疝气，小便不利，水肿。

[穴位配伍] 配三阴交治痛经；配隐白治崩漏。

[准确定位] 在小腿内侧，阴陵泉下3寸，胫骨内侧缘后际。

[快速取穴] 取侧坐位，在小腿内侧，阴陵泉下4横指处，胫骨内侧面后缘，按压有酸胀感处。

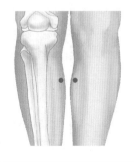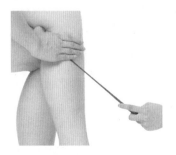

穴位养生方

用拇指指腹按揉本穴，每次左右各1～3分钟，长期坚持按摩，对男女生殖系统都具有保健作用。

60

阴陵泉 SP9

健脾理气，通经活络

[主治] 小便不利，水肿，黄疸，腹胀，泄泻，痛经，膝痛，便秘，尿频，失眠。

[穴位配伍] 配三阴交治腹寒；配水分治水肿。

[准确定位] 在小腿内侧，胫骨内侧髁下缘与胫骨内侧缘之间的凹陷中。

[快速取穴] 侧坐位，膝下内侧凹陷处即是，按压有酸胀感。

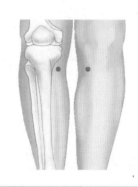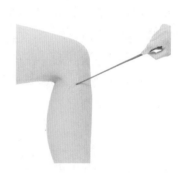

穴位养生方

用拇指指腹按压本穴，每次左右各1～3分钟，每天坚持按摩，能有效缓解下肢麻痹，疏通血脉，保养膝关节。

血海 SP10

健脾化湿，调经统血

[主治] 月经不调，痛经，崩漏，瘾疹，经闭，湿疹，荨麻疹，丹毒，膝股内侧痛。

[穴位配伍] 配三阴交治月经不调；配曲池治瘾疹。

[准确定位] 在股前区，髌底内侧端上2寸，股内侧肌隆起处。

[快速取穴] 屈膝90°，手掌伏于膝盖上，拇指与其他四指成45°，拇指尖处即是。

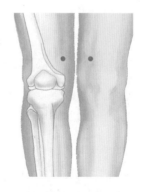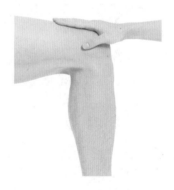

穴位养生方

血海的主要功能就是化瘀导滞，是活血的主要穴位。合谷与血海合用，通经活血的效果较好。平时经常按揉本穴，能活血祛瘀，促进新陈代谢。

箕门 SP11

健脾渗湿，通利下焦

[主治] 腹股沟肿痛，小便不利，遗尿。

[穴位配伍] 配太冲治腹股沟疼痛。

[准确定位] 在股前区，髌底内侧端与冲门的连线上1/3与下2/3交点，长收肌和缝匠肌交角的动脉搏动处。

[快速取穴] 仰卧位，血海与冲门连线上，血海穴上10寸。

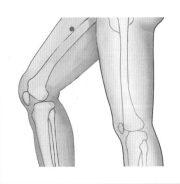
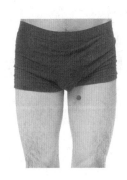

穴位养生方

用拇指指腹用力按揉本穴，每次左右各按1～3分钟，每天坚持按摩，能改善泌尿生殖系统功能，治疗男性泌尿生殖系统疾病。

冲门 SP12

健脾化湿，理气解痉

[主治] 疝气，腹痛，小便不利，崩漏，带下，胎气上冲。

[穴位配伍] 配大敦治疝气。

[准确定位] 在腹股沟区，腹股沟斜纹中，髂外动脉搏动处的外侧。

[快速取穴] 仰卧位，与耻骨联合上缘齐平，距前正中线3.5寸，按压有酸胀感。

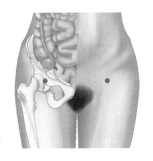
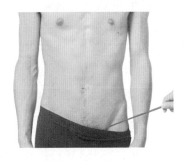

穴位养生方

用拇指指腹按揉本穴，每次1～3分钟，长期坚持按摩，能促进血液循环，改善腿脚寒冷症状。

62

府舍 SP13

[**准确定位**] 在下腹部，脐中下4.3寸，前正中线旁开4寸。

[**快速取穴**] 仰卧，脐中下4.3寸，前正中线旁开4寸。

散结止痛，健脾理气

[主治] 腹痛,疝气,积聚,便秘,吐泻。

[穴位配伍] 配气海治腹痛。

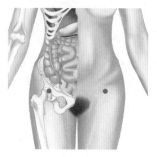
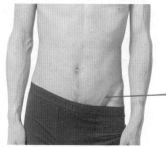

穴位养生方

用拇指指腹按揉本穴，每次1～3分钟，每天坚持按摩，能促进消化，防治便秘。

腹结 SP14

[**准确定位**] 在下腹部，脐中下1.3寸，前正中线旁开4寸。

[**快速取穴**] 仰卧位，在下腹部，脐中下1.3寸，前正中线旁开4寸。

健脾温中，宣通降逆

[主治] 腹痛,腹泻,便秘,食积,疝气。

[穴位配伍] 配气海、天枢治腹痛。

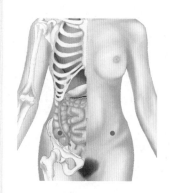
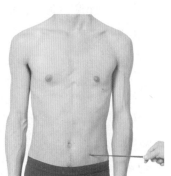

穴位养生方

以拇指指腹按揉本穴，每次左右各1～3分钟，每天坚持按摩，能有效调节胃肠功能，预防肠炎。

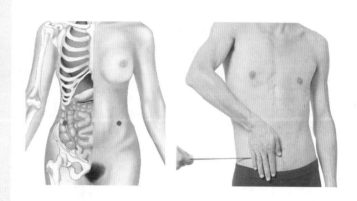

大横 SP15

温中散寒，调理肠胃

[准确定位] 在腹部，脐中旁开4寸。

[快速取穴] 正坐或仰卧，右手五指并拢，手指朝下，将拇指放于肚脐处，小指边缘与肚脐所对的位置即是。

[主治] 泄泻,便秘,腹痛,腹胀,痢疾。

[穴位配伍] 配天枢、足三里治腹痛。

穴位养生方

用中指指腹按压本穴，每次1～3分钟，早、晚各1次，长期坚持按摩，能促进胃肠消化，清理肠道，还有减肥的功效。

腹哀 SP16

健脾和胃，理气化湿

[准确定位] 在上腹部，脐中上3寸，前正中线旁开4寸。

[快速取穴] 仰卧位，在上腹部，先取大横穴，再向上量4横指处，按压有酸胀感。

[主治] 腹痛,肠鸣,消化不良,便秘,痢疾。

[穴位配伍] 配气海治肠鸣。

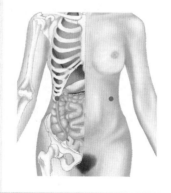
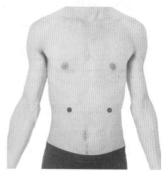

穴位养生方

用拇指指腹按揉本穴，每次1～3分钟，每天坚持按摩，能预防胃肠疾病，增强胃肠功能。

食窦 SP17

宣肺平喘，健脾利湿

[主治] 胸胁胀痛，反胃，食入即吐，腹胀，肠鸣，嗳气，水肿。

[穴位配伍] 配膻中治胸胁胀痛。

[准确定位] 在胸部，第5肋间隙，前正中线旁开6寸。

[快速取穴] 仰卧位，在胸部第5肋间隙，前正中线旁开两个4横指处，按压有酸胀感。

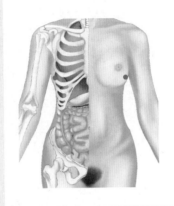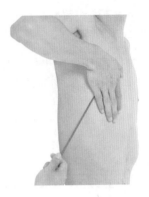

穴位养生方

用拇指指腹按揉本穴，做环状运动，每次1～3分钟，可以有效缓解胸胁胀痛，长期坚持按摩，能增强心脏功能，远离心脏疾病。

天溪 SP18

宽胸理气，止咳通乳

[主治] 胸胁疼痛，咳嗽，哮喘，乳痈，乳汁分泌不足。

[穴位配伍] 配膻中治胸胁胀痛。

[准确定位] 在胸部，第4肋间隙，前正中线旁开6寸。

[快速取穴] 仰卧位，在第4肋间隙，从前正中线向外量两个4横指处，按压有酸胀感。

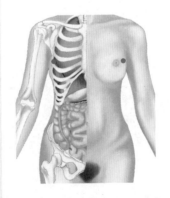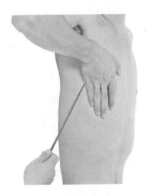

穴位养生方

用拇指指腹按揉本穴，每次左右各1～3分钟，长期坚持按摩，能够催乳通乳，对女性乳房具有保养作用。

胸乡 SP19

宣肺止咳，理气止痛

[主治] 胸胁胀痛，肋间神经痛，乳痈，乳汁不足。

[穴位配伍] 配膻中治胸胁胀痛。

[准确定位] 在胸部，第3肋间隙，前正中线旁开6寸。

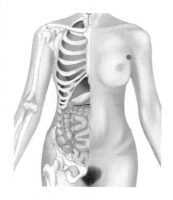
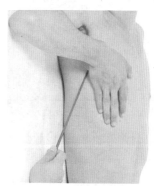

周荣 SP20

止咳平喘，理气化痰

[主治] 咳嗽，气喘，胸胁胀满。

[穴位配伍] 配膻中治胸胁胀满。

[准确定位] 在胸部，第2肋间隙，前正中线旁开6寸。

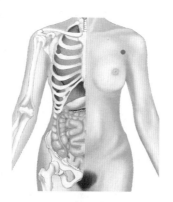
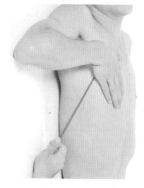

大包 SP21

宣肺理气，宽胸益脾

[主治] 胸胁痛，气喘，咳嗽，全身疼痛，四肢无力。

[穴位配伍] 配足三里治四肢无力。

[准确定位] 在胸外侧区，第6肋间隙，在腋中线上。

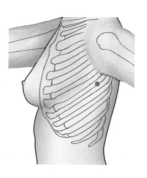
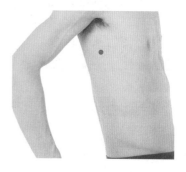

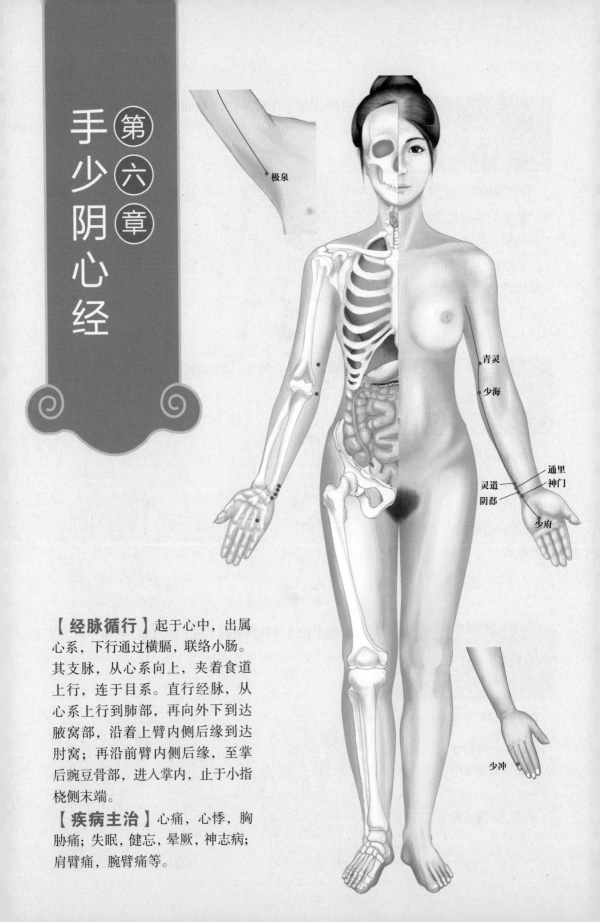

手少阴心经

第六章

极泉

青灵

少海

灵道
阴郄

通里
神门

少府

少冲

【经脉循行】起于心中，出属心系，下行通过横膈，联络小肠。其支脉，从心系向上，夹着食道上行，连于目系。直行经脉，从心系上行到肺部，再向外下到达腋窝部，沿着上臂内侧后缘到达肘窝；再沿前臂内侧后缘，至掌后豌豆骨部，进入掌内，止于小指桡侧末端。

【疾病主治】心痛，心悸，胸胁痛；失眠，健忘，晕厥，神志病；肩臂痛，腕臂痛等。

心和心经的作用

《黄帝内经》讲："心者，君主之官也。"可见心脏是人体气血中的"核心总部"。心主血脉，是指心气推动血液在脉管中循行，周流全身，发挥营养和滋润作用。

心藏神，是指心有主宰人体五脏六腑、形体官窍的生理活动和人的心理活动两个方面的功能。在脏腑生理活动中，心有如"指挥官"，心神正常，则各脏腑器官便协调合作，健康有序；若心不藏神，心的指挥调度不力，气血运行道路就不能通畅，各器官就会受到影响，身体就大受损伤。心主神志功能正常，则精神振奋，思维敏捷；心主神志功能异常，则容易心烦、心慌、失眠、多梦。

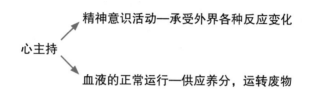

心主持 —— 精神意识活动—承受外界各种反应变化

心主持 —— 血液的正常运行—供应养分，运转废物

心经的相关器官

舌、脑、心脏。

胃经异常的信号

经络症：失眠，多梦，易醒，健忘，痴呆，心经循行部位的疼痛、麻痹、厥冷，血压不稳。

脏腑症：心烦，心悸，胸闷，心痛。心气绝则头发不泽，面色晦暗。

亢进热证时症状：心悸，兴奋，口干，咽喉肿痛，鼻衄，热病，胸胁胀痛。

衰弱寒证时症状：胸口沉闷，呼吸困难，面色苍白，肩与前臂疼痛，四肢沉重无力，眩晕。

68

极泉 HT1

宽胸宁心，活络止痛

[主治] 心痛，心悸，胁肋疼痛，肩臂疼痛，上肢不遂，瘰疬，腋臭。

[穴位配伍] 配神门、内关治心痛、心悸；配侠白治肘臂冷痛。

[准确定位] 在腋区，腋窝中央，腋动脉搏动之处。

[快速取穴] 正坐，手平伸，举掌向上，屈肘，掌心向着自己头部，以另一手中指按腋窝正中凹陷处即是。

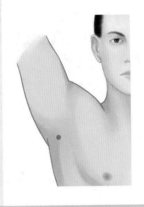
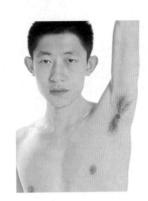

穴位养生方

用中指指尖按压本穴，每次1～3分钟，经常按摩，可以增强心脏功能，远离心脑血管疾病。

青灵 HT2

理气止痛，宽胸宁心

[主治] 头痛，目黄，胁痛，肩臂疼痛。

[穴位配伍] 配肩髃、曲池治肩臂痛。

[准确定位] 在臂前区，肘横纹上3寸，肱二头肌的内侧沟中。

[快速取穴] 正坐，抬右臂与肩膀平，肘弯曲，小臂向上，左手四指并拢，将小指放于手臂内侧肘横纹处，食指与肱二头肌内侧的交点即是。

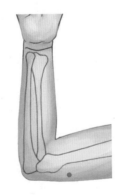
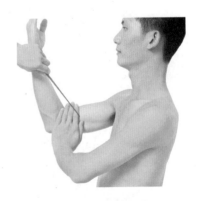

穴位养生方

用手掌拍打或用拇指指腹按揉本穴，每次1～3分钟，长期坚持按摩，可促进血液循环，预防肩臂疼痛。

少海 HT3

理气通络，益心安神

[主治] 心痛，瘾症，癫狂，肘臂挛痛，臂麻手颤，头项痛，腋胁痛，瘰疬。

[穴位配伍] 配合谷、内庭治牙痛；配后溪治手颤、肘臂疼痛。

[准确定位] 在肘前区，横平肘横纹，肱骨内上髁前缘。

[快速取穴] 正坐、抬手，手肘略屈，手掌向上，用另一手轻握肘尖、四指在外，大拇指指腹所在的肘横纹内侧端凹陷处即是。

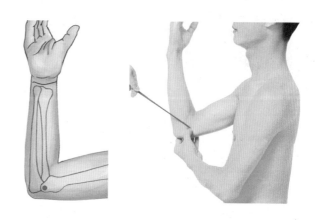

穴位养生方

用拇指指腹按压本穴，每次1～3分钟，每天坚持按摩，可以预防手臂挛痛，增强心脏功能。

灵道 HT4

宁心安神，活血通络

[主治] 心痛，心悸，失眠，精神分裂症，肘臂挛痛，手指麻木，暴喑。

[穴位配伍] 配心俞治心痛。

[准确定位] 在前臂前区，腕掌侧远端横纹上1.5寸，尺侧腕屈肌腱的桡侧缘。

[快速取穴] 仰掌，在尺侧腕屈肌腱桡侧缘，腕掌侧远端横纹上1.5寸。

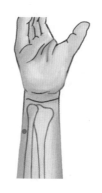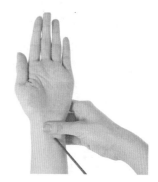

穴位养生方

用拇指指腹按压本穴，每次1～3分钟，每天坚持按摩，能化痰舒心，远离心绞痛困扰。

通里 HT5

安神定志，通经活络

[主治] 心悸,怔忡,头晕,暴暗,舌强不语,腕臂痛。

[穴位配伍] 配廉泉、哑门治不语；配内关、神门治心悸。

[准确定位] 在前臂前区，腕掌侧远端横纹上 1 寸，尺侧腕屈肌腱的桡侧缘。

[快速取穴] 坐位，仰掌，在前臂前区，于尺侧腕屈肌腱桡侧缘，腕掌侧远端横纹上 1 寸。

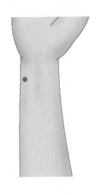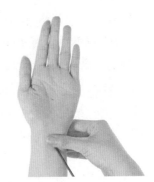

穴位养生方

用拇指指腹按揉本穴，每次 1 ~ 3 分钟，每天坚持按摩，可以增强心脏功能，预防腕痛及心血管疾病。

阴郄 HT6

清心安神，固表开音

[主治] 心痛,惊悸,盗汗,吐血,衄血,暴暗,手腕痛。

[穴位配伍] 配心俞、巨阙治心痛；配大椎、后溪治阴虚盗汗。

[准确定位] 在前臂前区，腕掌侧远端横纹上 0.5 寸，尺侧腕屈肌腱的桡侧缘。

[快速取穴] 仰掌，前臂前区，于尺侧腕屈肌桡侧，神门上 0.5 寸。

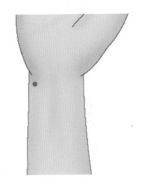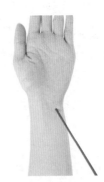

穴位养生方

用拇指指甲尖垂直按压本穴，每次 1 ~ 3 分钟，每天坚持按摩，可以有效缓解头痛、咽喉肿痛，远离心病、热病。

神门 HT7

安神宁心，通经活络

[主治] 心烦，失眠，心悸，心痛，多梦，健忘，腕痛，胸胁痛。

[穴位配伍] 配内关、心俞治心痛；配内关、三阴交治失眠。

[准确定位] 在腕前区，腕掌侧远端横纹尺侧端，尺侧腕屈肌腱的桡侧缘。

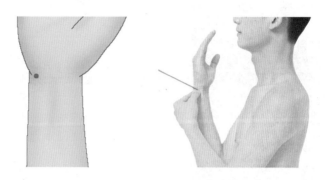

少府 HT8

宁神定志，发散心火

[主治] 心悸，胸痛，女性生殖系统疾病，小指挛痛，掌中热。

[穴位配伍] 配内关穴治心悸。

[准确定位] 在手掌，横平第5掌指关节近端，第4、第5掌骨之间。

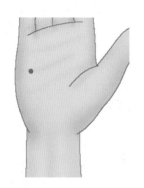
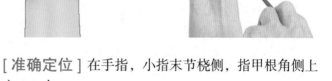

少冲 HT9

清热息风，醒神开窍

[主治] 心悸，心痛，胸胁痛，癫狂，热病，昏迷。

[穴位配伍] 配太冲、中冲、大椎治热病、昏迷。

[准确定位] 在手指，小指末节桡侧，指甲根角侧上方0.1寸。

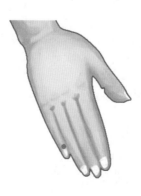
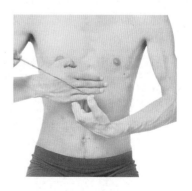

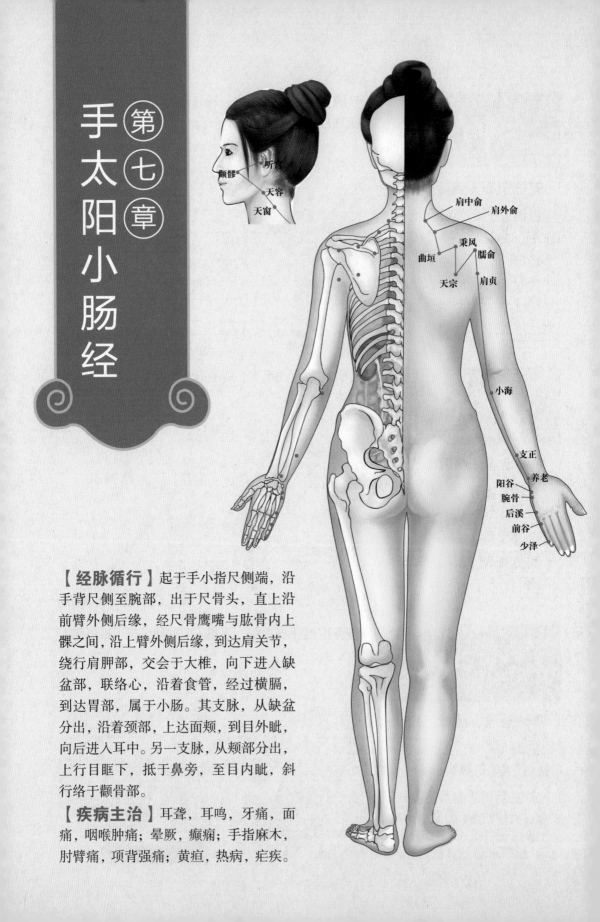

手太阳小肠经

第七章

听宫
颧髎
天容
天窗

肩中俞　肩外俞
曲垣　秉风　臑俞
天宗　肩贞

小海

支正
养老
阳谷
腕骨
后溪
前谷
少泽

【经脉循行】起于手小指尺侧端，沿手背尺侧至腕部，出于尺骨头，直上沿前臂外侧后缘，经尺骨鹰嘴与肱骨内上髁之间，沿上臂外侧后缘，到达肩关节，绕行肩胛部，交会于大椎，向下进入缺盆部，联络心，沿着食管，经过横膈，到达胃部，属于小肠。其支脉，从缺盆分出，沿着颈部，上达面颊，到目外眦，向后进入耳中。另一支脉，从颊部分出，上行目眶下，抵于鼻旁，至目内眦，斜行络于颧骨部。

【疾病主治】耳聋，耳鸣，牙痛，面痛，咽喉肿痛；晕厥，癫痫，手指麻木，肘臂痛，项背强痛；黄疸，热病，疟疾。

◆ 小肠和小肠经的作用

　　小肠作为受盛之官，作用是接受胃初步消化的食物，并精选吸收食物的精华，以输送到全身。小肠上连胃，下接大肠。食物的消化、吸收及传输，主要是在小肠内进行。中医学认为，小肠与心有密切关联，心与小肠两脏腑之间有着功能上的相互配合和病理上的相互影响，互为表里。心火温煦小肠，才可以使小肠顺利吸收食物精华、排泄废物，并联系脾、胃的运作与协调。

　　小肠的两大功能是"受盛化物"和"泌别清浊"。受盛化物是接纳经过胃初步消化的食物，泌别清浊则是将胃消化后的食物分为精华与糟粕，精华由脾脏转化为气血，食物残渣则传送到大肠。

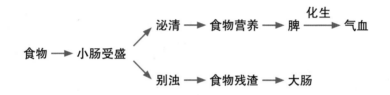

◆ 小肠经的相关器官

　　耳、腮腺、扁桃体、牙、眼、小肠。

◆ 小肠经异常的信号

　　经络症：耳聋，目黄，口疮，咽痛，下颌和颈部肿痛，以及经脉循行部位的疼痛。

　　脏腑症：脐周痛，心烦，头痛，腰背痛，疝气，小便赤涩，尿闭，血尿，小肠气绝则自汗不止。

　　亢进热证时症状：颈部、太阳穴、耳部疼痛，下腹部疼痛，便秘，肩胛至臂外侧部疼痛。

　　衰弱寒证时症状：头晕，耳鸣，听力减退，呕吐，腹泻，手足怕冷，遗精，遗尿。

少泽 SI1

清热通乳，散瘀利窍

[主治] 热病,中风,昏迷,头痛,咽喉肿痛,鼻衄,目翳,耳聋,乳痈,乳汁少。

[穴位配伍] 配膻中、乳根治乳汁分泌过少。

[准确定位] 在手指，小指末节尺侧，指甲根角侧上方0.1寸。

[快速取穴] 掌背向上、掌面向下, 小指指甲外侧下缘处即是该穴。

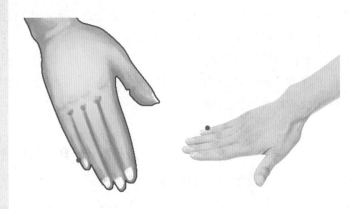

穴位养生方

少泽穴为手太阳小肠经的井穴，用点刺出血治疗热证的效果较好。出现咽喉肿痛、牙痛等不适时，用三棱针点刺少泽穴出一滴血，症状能得到有效缓解。孕妇慎用。

前谷 SI2

疏风散热，清利头目

[主治] 热病,头痛,目痛,目翳,耳鸣,耳聋,咽喉肿痛,产后无乳,乳痈,乳汁少,手指麻木。

[穴位配伍] 配耳门、翳风治耳鸣。

[准确定位] 在手指，第5掌指关节尺侧远端赤白肉际凹陷中。

[快速取穴] 正坐位，微握拳，第5掌指关节前的赤白肉际处，按压有酸胀感。

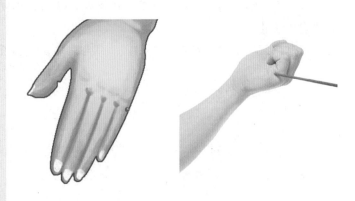

穴位养生方

用拇指指腹按揉本穴，每次1～3分钟，长期坚持按摩，能缓解上肢麻痹、酸痛、无力症状，对前臂具有保健作用。

后溪 SI3

清心安神，通经活络

[主治] 腰背痛，头项强痛，目赤，目翳，耳聋，咽喉肿痛，手指及肘臂挛痛，癫狂痫，疟疾。

[穴位配伍] 配翳风、听宫治耳鸣、耳聋。

[准确定位] 在手内侧，第5掌指关节尺侧近端赤白肉际凹陷中。

[快速取穴] 伸臂屈肘向头，上臂与前臂约成45°，轻握拳，手掌横纹的尾端凸起如一火山口处即是。

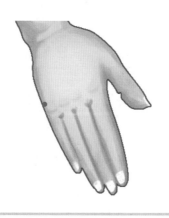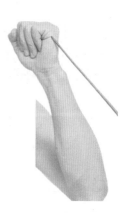

穴位养生方

坐在电脑面前时，可以把双手后溪穴的位置放在桌子沿上，用腕关节带动双手，轻松地来回滚动，即可达到刺激效果。在滚动当中，会感到轻微的酸痛。每天按摩刺激3～5分钟，长期坚持，对颈椎、腰椎有保健作用，还能保护视力。

腕骨 SI4

清心安神，舒筋活络

[主治] 头项强痛，疟疾，手指及肘臂挛急疼痛，目翳，耳鸣，目赤，黄疸，热病。

[穴位配伍] 配太冲、阳陵泉治黄疸。

[准确定位] 在腕区，第5掌骨底与三角骨之间的赤白肉际凹陷中。

[快速取穴] 屈肘，掌心向下，腕横纹上一拇指宽，小指外侧赤白肉际凹陷处即为本穴。

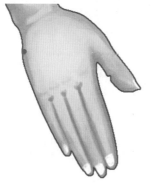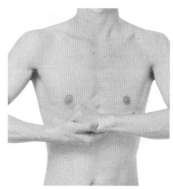

穴位养生方

用拇指指腹按压本穴，每次1～3分钟，长期坚持按摩，能有效防治腕痛、落枕，对手部关节具有一定保养作用。

阳谷 SI5

明目安神，通经活络

[主治] 癫痫，耳聋，耳鸣，头痛，目眩，热病，颈颔肿痛，臂外侧痛，腕痛。

[穴位配伍] 配阳池治腕痛；配间使治癫痫。

[准确定位] 在腕后区，尺骨茎突与三角骨之间的凹陷中。

[快速取穴] 屈肘，手背朝上，另一手四指轻托手臂，拇指置于小指侧手腕附近的骨头突出处的前方凹陷处，拇指所在处即是。

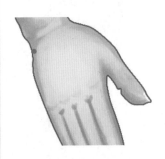 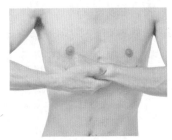

穴位养生方

用拇指指腹按压本穴，每次1～3分钟，长期坚持按摩，能增强机体抗病能力，调节各脏腑功能。

养老 SI6

明目清热，通经活络

[主治] 目视不明，肩、肘、背、臂等部位酸痛，呃逆，落枕，急性腰痛。

[穴位配伍] 配肩髃治肩、背、肘、臂疼痛；配风池治头痛。

[准确定位] 在前臂后区，腕背横纹上1寸，尺骨头桡侧凹陷中。

[快速取穴] 掌心向下，用另一手拇指按在尺骨小头的最高点上；然后掌心转向胸部，手指滑入的骨缝中即是该穴。

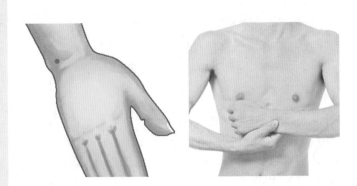

穴位养生方

用食指指尖垂直向下按揉本穴，每次1～3分钟，长期坚持按摩，能舒筋活血、强身健体、远离脑血管疾病。

支正 SI7

清热通络，安神定志

[主治] 头痛，项强，肘臂痛，热病，癫狂，疣症。

[穴位配伍] 配合谷治头痛。

[准确定位] 在前臂后区，腕背侧远端横纹上5寸，尺骨尺侧与尺侧腕屈肌之间。

[快速取穴] 正坐，掌心向胸，在阳谷与小海连线上，腕背横纹上5寸处。

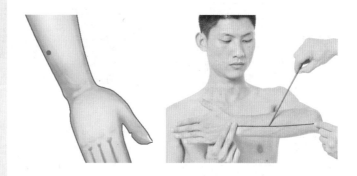

穴位养生方

按摩支正穴的时候，可以采取揉、按、掐的手法，力度要适中，以出现酸痛感为宜。每次按100下左右，可以缓解头痛、手麻等不适。

小海 SI8

清热祛风，宁神定志

[主治] 肘臂疼痛、麻木，头痛，癫痫。

[穴位配伍] 配手三里治肘臂疼痛。

[准确定位] 在肘后区，尺骨鹰嘴与肱骨内上髁之间的凹陷中。

[快速取穴] 伸臂屈肘向头，上臂与前臂约成90度。另手轻握肘尖，大拇指指腹所在的两骨间凹陷处即是该穴。

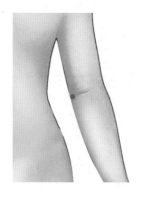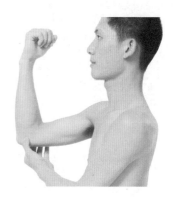

穴位养生方

用拇指指腹垂直按揉本穴，每次1～3分钟，长期坚持按摩，能缓解肘臂疼痛，促进血液循环，改善贫血、头痛症状。

78

肩贞 SI9

醒脑聪耳，通经活络

[主治] 肩臂疼痛，手臂不举，上肢不遂，耳鸣，耳聋，瘰疬。

[穴位配伍] 配肩髃、肩髎治肩周炎；配肩髎、曲池、肩井、手三里、合谷治上肢不遂。

[准确定位] 在肩胛区，肩关节后下方，腋后纹头直上1寸。

[快速取穴] 双臂互抱，双手伸向腋后，中指指腹所在的腋后纹头上的穴位即是。

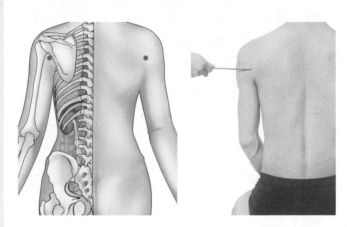

穴位养生方

用中指指腹按压本穴，每次3分钟，每天坚持按摩，能有效缓解肩膀酸痛、肩周炎，还可以治疗耳疾，预防脑血管病后遗症。

臑俞 SI10

舒筋活络，消肿化痰

[主治] 肩臂疼痛，肘酸痛，瘰疬，乳痈。

[穴位配伍] 配肩髃、曲池治肩臂疼痛。

[准确定位] 在肩胛区，腋后纹头直上，肩胛冈下缘凹陷中。

[快速取穴] 正坐垂肩，上臂内收，腋后纹头直上，在肩胛冈下缘凹陷中，按压有酸胀感。

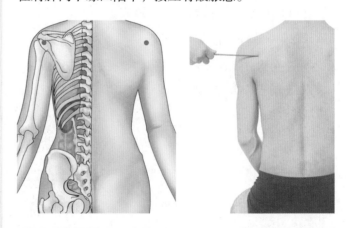

穴位养生方

用中指指腹按压本穴，每次3分钟，长期坚持按摩，能缓解肩背部不适，有效预防肘臂痛、肩周炎。

天宗 SI11

疏通经络，活血理气

[主治] 肩胛疼痛，肩背部损伤，气喘，乳痈，产后乳少。

[穴位配伍] 配膻中、足三里治乳痈；配肩外俞治肩胛痛。

[准确定位] 在肩胛区，肩胛冈中点与肩胛骨下角连线上 1/3 与下 2/3 交点凹陷中。

[快速取穴] 在肩胛部，冈下窝中央凹陷处，相当于肩胛冈中点与肩胛骨下角连线上 1/3 与下 2/3 交点处，按压有酸胀感。

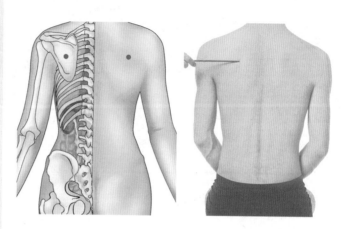

穴位养生方

用中指指腹按揉本穴，每次 3～5 分钟，长期坚持按摩，能促进上半身血液循环，缓解肩胛疼痛，使颈、肩、胸部气血畅通，远离肩痛、气喘。

秉风 SI12

疏风活络，止咳化痰

[主治] 肩胛疼痛，上肢酸麻，肩臂不举，落枕。

[穴位配伍] 配天宗治肩胛疼痛。

[准确定位] 在肩胛区，肩胛冈中点上方冈上窝中。

[快速取穴] 正坐位，在肩胛部，冈上窝中央，与臑俞、天宗成一三角形，举臂有凹陷处，按压有酸胀感。

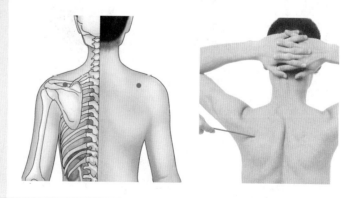

穴位养生方

用中指指腹按揉本穴，每天早、晚各按 3 分钟，长期坚持按摩，能促进颈肩部血液循环，远离肩周炎困扰。

80

曲垣 SI13

舒筋活络，散风止痛

[主治] 肩胛区疼痛，肩背痛。

[穴位配伍] 配天宗、秉风治肩胛疼痛。

[准确定位] 在肩胛区，肩胛冈内侧端上缘凹陷中。

[快速取穴] 坐位，在肩胛区，肩胛冈内侧端上缘凹陷中，按压有酸胀感。

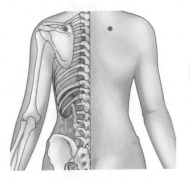
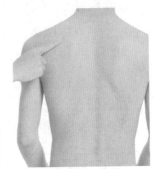

穴位养生方

每日早、晚用中指指腹按揉本穴，左右各1～3分钟，长期坚持，可以缓解肩胛区疼痛，改善上肢不适。

肩外俞 SI14

舒筋活络，散风止痛

[主治] 肩背疼痛，颈项强直，肘臂冷痛，落枕。

[穴位配伍] 配大椎、列缺、肩中俞治肩背疼痛。

[准确定位] 在脊柱区，第1胸椎棘突下，后正中线旁开3寸。

[快速取穴] 坐位，低头，在第1胸椎棘突下，横平肩胛骨内侧缘的垂直线上。

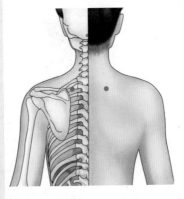
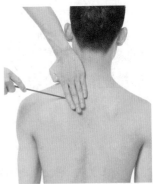

穴位养生方

用中指指腹按揉本穴，每次左右各按3分钟，每天坚持按摩，可以缓解肩背酸痛，远离颈椎病。

肩中俞 SI15

宣肺解表，活络止痛

[主治] 咳嗽，气喘，肩背疼痛，落枕，颈项强痛。

[穴位配伍] 配肩外俞、大椎治肩背疼痛；配肩髎、外关治肩背疼痛、肩周炎。

[准确定位] 在脊柱区，第7颈椎棘突下，后正中线旁开2寸。

[快速取穴] 双手手心向颜面，伸向背部，小指挨着颈后正中线，中指指腹所在的位置即是该穴。

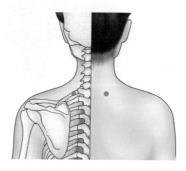
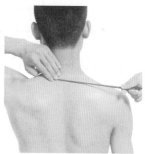

穴位养生方

以拇指按压本穴，其余四指捏揉肩部，每次3～5分钟，长期坚持按摩，可促进肩背气血运行顺畅，还可以预防呼吸道疾病。

天窗 SI16

聪耳开窍，宁神定志

[主治] 耳鸣，耳聋，咽喉肿痛，颈项强痛，暴喑。

[穴位配伍] 配列缺治颈项强痛。

[准确定位] 在颈部，横平喉结，胸锁乳突肌的后缘。

[快速取穴] 侧坐位，喉结水平，胸锁乳突肌后缘，按压有酸胀感处。

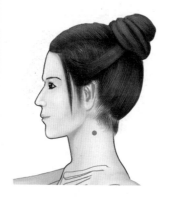
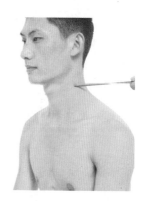

穴位养生方

用中指指腹按揉天窗，每次3分钟，长期坚持，能有效预防听力减退，缓解颈项强痛，预防耳疾。

天容 SI17

聪耳利咽，清热降逆

[主治] 耳鸣，耳聋，咽喉肿痛，颊肿，头痛，颈项肿痛。

[穴位配伍] 配列缺治颈项疼痛；配少商治咽喉肿痛。

[准确定位] 在颈部，下颌角后方，胸锁乳突肌的前缘凹陷中。

[快速取穴] 侧坐位，头转向对侧，在颈部外侧部，平下颌角，在胸锁乳突肌的前缘凹陷中，按压有酸痛感。

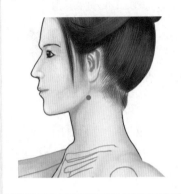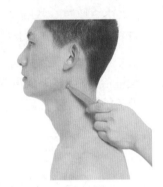

穴位养生方

用中指指腹按揉本穴，每次 3 分钟，长期坚持按摩，可以促进头颈部血液循环，预防颈椎病和呼吸道疾病。

颧髎 SI18

清热消肿，祛风止痛

[主治] 面痛，口眼㖞斜，眼睑𬌗动，鼻炎，牙痛，颊肿。

[穴位配伍] 配地仓、颊车治口㖞；配合谷治牙痛。

[准确定位] 在面部，颧骨下缘，目外眦直下凹陷中。

[快速取穴] 正坐，目视前方，口唇稍微张开，轻举双手指尖朝上，掌心朝向面颊，拇指指腹放于脸颊两侧，由下向上推，至颧骨尖处的下缘凹陷，约与鼻翼下缘平齐处即是。

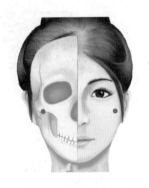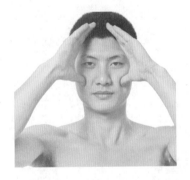

穴位养生方

用食指指腹按揉本穴，每次 1～3 分钟，每天坚持按摩，可促进面部血液循环，预防面神经麻痹，改善气色，延缓衰老。

听宫 SI19

聪耳开窍，宁神定志

[主治] 耳鸣,耳聋,牙痛,眩晕，头晕。

[穴位配伍] 配翳风穴、中渚穴治耳鸣、耳聋。

[**准确定位**] 在面部，耳屏正中与下颌骨髁突之间的凹陷中。

[**快速取穴**] 正坐目视前方，口微张开。举双手，指尖朝上，掌心向前。将大拇指指尖置于耳屏前凹陷正中处，则拇指指尖所在的位置即是。

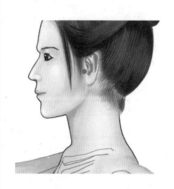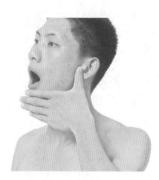

穴位养生方

老年人经常用手指对听宫穴进行点按（一按一松）可以预防听力衰退。中耳炎患者在接受正规治疗的同时，也可用通过按摩听宫穴来改善病情。

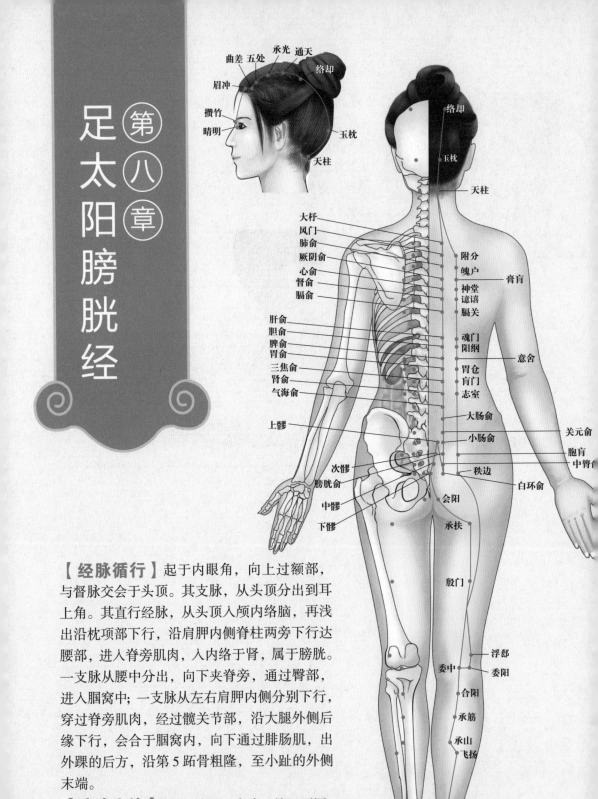

足太阳膀胱经

第八章

曲差　五处　承光　通天
给却
眉冲
攒竹
睛明
玉枕
天柱

给却
玉枕
天柱

大杼
风门
肺俞
厥阴俞
心俞
督俞
膈俞

肝俞
胆俞
脾俞
胃俞
三焦俞
肾俞
气海俞

上髎

次髎
膀胱俞
中髎
下髎

附分
魄户
膏肓
神堂
谚语
膈关

魂门
阳纲
意舍
胃仓
肓门
志室

大肠俞
小肠俞
关元俞
胞肓
中膂俞
秩边
白环俞
会阳

承扶

殷门

浮郄
委阳
委中
合阳
承筋
承山
飞扬

跗阳
昆仑
申脉　足通谷
至阴
束骨
仆参
金门　京骨

【**经脉循行**】起于内眼角，向上过额部，与督脉交会于头顶。其支脉，从头顶分出到耳上角。其直行经脉，从头顶入颅内络脑，再浅出沿枕项部下行，沿肩胛内侧脊柱两旁下行达腰部，进入脊旁肌肉，入内络于肾，属于膀胱。一支脉从腰中分出，向下夹脊旁，通过臀部，进入腘窝中；一支脉从左右肩胛内侧分别下行，穿过脊旁肌肉，经过髋关节部，沿大腿外侧后缘下行，会合于腘窝内，向下通过腓肠肌，出外踝的后方，沿第5跖骨粗隆，至小趾的外侧末端。

【**疾病主治**】惊悸，失眠，癫痫；月经不调，带下，阳痿，遗精；目痛，目赤，目眩，鼻塞，鼻出血，耳鸣，耳聋，头痛，眩晕；颈项痛，胸背痛，腰腿痛。

膀胱和膀胱经的作用

　　膀胱的主要生理功能是贮尿和排尿。人体的津液经代谢后，其浊液下输于肾，经肾的气化作用化为尿液，由膀胱贮存。足太阳膀胱经有藏津液，司气化，主汗，排尿的作用。其经气在肺气的配合下，敷布于体表，称为"太阳之气"。所以，足太阳膀胱经经气有保卫体表，抗御外邪入侵的功能。

　　足太阳膀胱经是抗御外邪的第一道防线，膀胱经出问题，整个经脉所过的头项、背腰、下肢都会僵硬酸痛，屈伸不利。经常按摩背部，是对膀胱经最好的保养。

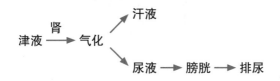

膀胱经的相关器官

　　头、鼻、眼、脑、脊柱、膀胱。

膀胱经异常的信号

　　经络症：本经虚寒则容易怕冷，鼻塞多涕，及项、背、腰、臀部、下肢等本经循行部位疼痛。

　　脏腑症：小便不利，遗尿，尿浊，尿血，膀胱气绝则遗尿、目反直视。

　　亢进热证时症状：尿频，尿急，尿痛，腰脊强痛，腰腿痛，头痛，目痛。

　　衰弱寒证时症状：尿少，生殖器肿胀，泄泻，月经不调，带下，四肢倦重无力，眩晕，腰背无力。

睛明 BL1

明目退翳，祛风清热

[主治] 视物不清，近视，夜盲，色盲，目翳，目赤肿痛，迎风流泪，急性腰扭伤，心悸，怔忡。

[穴位配伍] 配光明、攒竹治近视眼。

[准确定位] 在面部，目内眦内上方眶内侧壁凹陷中。

[快速取穴] 正坐位，目视前方，双手置于内侧眼角稍上方，轻轻按压有一凹陷处，按压有酸胀感。

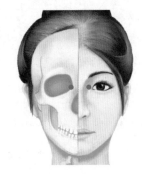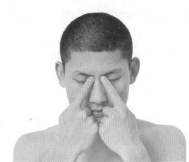

穴位养生方

此穴是治疗眼部疾病常用的穴位之一，也是预防近视的穴位之一。可用两手相对点按两侧睛明穴，一按一松，用力须均匀和缓，不宜过猛，每次 1～3 分钟，长期坚持具有明目的功效。

攒竹 BL2

疏风清热，通络明目

[主治] 眉棱骨痛，目视不明，目赤肿痛，呃逆，鼻塞，口眼㖞斜，眼睑下垂。

[穴位配伍] 配风池、太阳治神经性头痛。

[准确定位] 在面部，眉头凹陷中，额切迹处。

[快速取穴] 正坐位，目视前方，在眉毛内侧端有一凹陷处，按压有酸胀感。

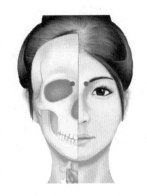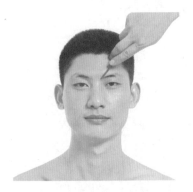

穴位养生方

用手指指腹由上往下按压，或用刮痧板从鼻根部内侧沿上眼眶骨，从下至上外侧刮拭本穴，每次 1～3 分钟，能缓解眼疲劳。

眉冲 BL3

[准确定位] 在头部，额切迹直上入发际0.5寸。

[快速取穴] 正坐位，攒竹直上，入发际0.5寸处，神庭与曲差连线之间，按压有痛感。

疏风清热，通络止痛

[主治] 头痛，眩晕，鼻塞，鼻衄，癫痫。

[穴位配伍] 配太阳治头痛。

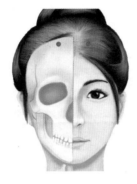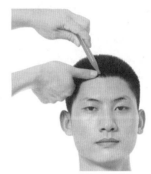

穴位养生方

用中指指腹由上往下按压，或用刮痧板刮拭眉目周围经穴，每次1～3分钟，可以保护视力，治疗感冒引起的头痛，远离鼻炎。

曲差 BL4

[准确定位] 在头部，前发际正中直上0.5寸，旁开1.5寸。

[快速取穴] 正坐，低头，位于前发际正中直上半横指，再旁开1.5寸处即是。

清热明目，通窍安神

[主治] 头痛，鼻塞，鼻衄，目眩，目视不明。

[穴位配伍] 配合谷治头痛、鼻塞。

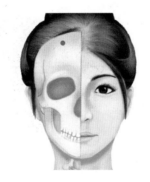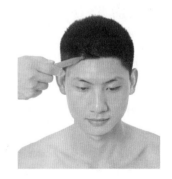

穴位养生方

用食指指腹按压本穴，每次左右各1～3分钟，每天坚持按摩，有通窍明目的功效，能治疗鼻部疾病，改善头痛、鼻塞、目视不明等症状。

五处 BL5

疏风散热，明目镇痉

[主治] 头痛,头晕,目眩,癫痫。

[穴位配伍] 配合谷、太冲治头痛、目眩。

[**准确定位**] 在头部,前发际正中直上 1 寸,旁开 1.5 寸。

[**快速取穴**] 在头部,前发际正中直上 1 寸,旁开 1.5 寸处,按压有痛感。

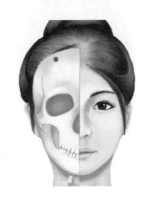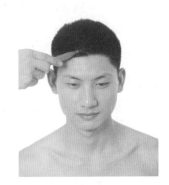

穴位养生方

用食指指腹按摩本穴，每次左右同时按压 3 ~ 5 分钟，长期坚持按摩，能促进面部血液循环，改善头晕眼花症状。

承光 BL6

疏风清热，明目止痛

[主治] 头痛,头晕,目眩,目视不明,鼻塞,热病。

[穴位配伍] 配百会治头痛。

[**准确定位**] 在头部,前发际正中直上 2.5 寸,旁开 1.5 寸。

[**快速取穴**] 正坐位,前发际正中直上 2.5 寸,再旁开 1.5 寸处,按压有酸胀感。

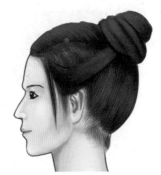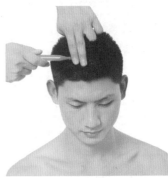

穴位养生方

用食指指腹按摩本穴，每次 1 ~ 3 分钟，每天坚持按摩，能放松身心，缓解身体乏力、烦躁等不适症状。

通天 BL7

疏风清热，通利鼻窍

[主治] 鼻塞,鼻渊,鼻衄,头痛,眩晕。

[穴位配伍] 配风池、昆仑治头重眩晕；配迎香、合谷治鼻疾。

[准确定位] 在头部，前发际正中直上 4 寸，旁开 1.5 寸。

[快速取穴] 取正坐位，闭上双眼，先取百会，在百会向前量 1 寸再旁开 1.5 寸处，按压有酸胀感。

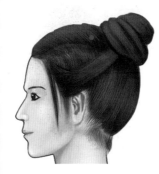
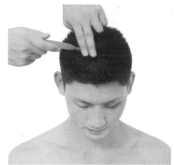

穴位养生方

经常按压本穴，能保养鼻部，改善头痛、眩晕症状，保持呼吸畅通。

络却 BL8

疏风醒脑，通经活络

[主治] 目视不明,头痛,头晕,耳鸣,鼻塞,癫狂痫。

[穴位配伍] 配风池穴治头晕。

[准确定位] 在头部，前发际正中直上 5.5 寸,旁开 1.5 寸。

[快速取穴] 在头部，前发际正中直上 5.5 寸,旁开 1.5 处寸，按压后有痛感。

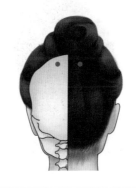
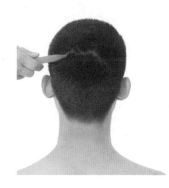

穴位养生方

双手拇指指腹稍用力按压本穴。经常按压此穴，能缓解用眼疲劳、耳鸣等不适。

玉枕 BL9

疏风清热，通窍明目

[主治] 头项痛，目痛，目视不明，鼻塞。

[穴位配伍] 配大椎治头项强痛。

[准确定位] 在头部，横平枕外隆凸上缘，后发际正中旁开 1.3 寸。

[快速取穴] 取坐位，沿后发际正中线向上轻推触及枕骨，由此旁开 1.3 寸处，在骨性隆起的外上缘可触及一凹陷，按压有酸胀感。

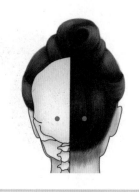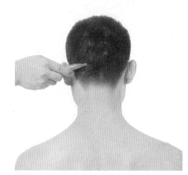

穴位养生方

用双手拇指指腹按压本穴，经常按摩本穴能够预防头痛、用眼疲劳等不适。

天柱 BL10

疏风通窍，通络止痛

[主治] 头晕，目眩，头痛，项强，肩背痛，鼻塞，癫狂痫，热病。

[穴位配伍] 配大椎、列缺治头项强痛。

[准确定位] 在颈后区，横平第 2 颈椎棘突上际，斜方肌外缘凹陷中。

[快速取穴] 取坐位，后发际中点上 0.5 寸，再旁开 1.3 寸处，按压有酸胀感。

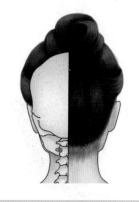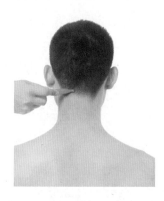

穴位养生方

经常按摩天柱穴，可以改善脑部血液循环，通畅气血，调和百脉，使人处于精神饱满的状态中。

大杼 BL11

疏风解表，疏调筋骨

[主治] 发热，咳嗽，头痛，鼻塞，项强，肩背痛。

[穴位配伍] 配大椎、风池、后溪治颈椎病。

[准确定位] 在脊柱区，第1胸椎棘突下，后正中线旁开1.5寸。

[快速取穴] 坐位，由颈背交界处椎骨的最高点（第7颈椎）向下数1个突起，即为第1胸椎棘突，其下左右旁开1.5寸处即是。

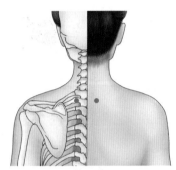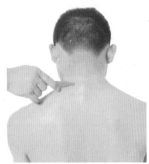

穴位养生方

用中指指腹按压本穴，每次左右各揉1~3分钟，长期坚持按摩，可以保持血脉畅通，远离项强、肩痛。

风门 BL12

宣肺解表，疏风清热

[主治] 伤风感冒，咳嗽，发热，头痛，项强，胸背痛。

[穴位配伍] 配肺俞、大椎治咳嗽、气喘。

[准确定位] 在脊柱区，第2胸椎棘突下，后正中线旁开1.5寸。

[快速取穴] 取坐位，由颈背交界处椎骨的最高点（第7颈椎）向下数2个突起，即为第2胸椎棘突，其下左右旁开1.5寸即是。

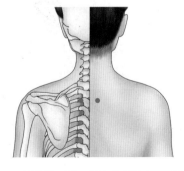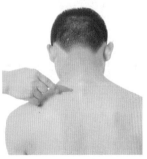

穴位养生方

用拇指指腹按压本穴，每次左右各按揉1~3分钟，长期坚持按摩，可以改善颈肩部血液循环，缓解咳嗽、气喘，预防感冒。

肺俞 BL13

养阴清热，调理肺气

[主治] 发热, 咳嗽, 气喘, 胸满, 咯血, 潮热, 盗汗, 鼻塞, 毛发脱落, 瘾疹。

[穴位配伍] 配风门治咳嗽、气喘；配合谷、迎香治鼻疾。

[准确定位] 在脊柱区，第 3 胸椎棘突下，后正中线旁开 1.5 寸。

[快速取穴] 取坐位，由颈背交界处椎骨的最高点（第 7 颈椎）向下数 3 个突起，即为第 3 胸椎棘突，其下左右旁开 1.5 寸处即是。

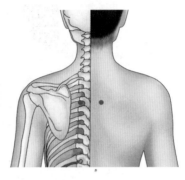 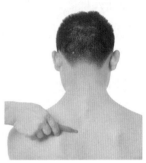

穴位养生方

用手掌反复摩擦、敲打本穴，每次 1 ~ 3 分钟，长期坚持按摩，能增加肺活量，调节呼吸功能，远离肺部疾病。

厥阴俞 BL14

疏通心脉，宽胸理气

[主治] 心痛, 心悸, 咳嗽, 胸闷, 呕吐, 失眠。

[穴位配伍] 配神门、内关治心痛、心悸。

[准确定位] 在脊柱区，第 4 胸椎棘突下，后正中线旁开 1.5 寸。

[快速取穴] 取坐位，两肩胛骨下角水平线与脊柱相交所在的椎体为第 7 胸椎，向上数 3 个突起，即第 4 胸椎棘突，其下左右旁开 1.5 寸处即是。

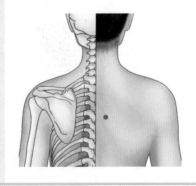 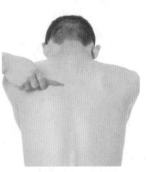

穴位养生方

经常用按摩槌敲打刺激本穴，每次 1 ~ 3 分钟，长期坚持，能宽胸理气，改善肺功能，预防慢性咽炎、支气管炎，增强心肌收缩力。

心俞 BL15

养血宁心，通络宽胸

[主治] 心痛,心悸,胸闷,气短,咳嗽,咯血,心烦,失眠,健忘,癫痫,遗精,盗汗。

[穴位配伍] 配神门、内关治失眠、健忘。

[准确定位] 在脊柱区，第 5 胸椎棘突下，后正中线旁开 1.5 寸。

[快速取穴] 取坐位，两肩胛骨下角水平线与脊椎相交所在的椎体为第 7 胸椎，向上数 2 个突起，即为第 5 胸椎棘突，其下左右旁开 1.5 寸处即是。

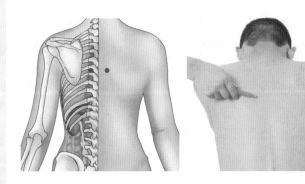

穴位养生方

经常用按摩槌敲打刺激本穴，每次 1～3 分钟，长期坚持，能养护心脏，远离心脑血管疾病。

督俞 BL16

理气宽胸，强心通脉

[主治] 心痛,胸闷,胃痛,呃逆,肠鸣,腹痛,咳嗽,气喘。

[穴位配伍] 配内关治胸闷、心痛。

[准确定位] 在脊柱区，第 6 胸椎棘突下，后正中线旁开 1.5 寸。

[快速取穴] 取坐位，两肩胛骨下角水平线与脊椎相交所在的椎体为第 7 胸椎，向上数 1 个突起，即为第 6 胸椎棘突，其下左右旁开 1.5 寸处即是。

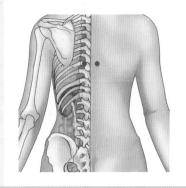
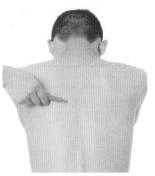

穴位养生方

用按摩槌敲打刺激本穴，每次 1～3 分钟，长期坚持按摩，可以缓解心痛、胸闷，预防冠心病。

膈俞 BL17

宽胸降逆，活血化瘀

[主治] 胃痛,呕吐,呃逆,噎膈,便血,咳嗽,气喘,吐血,瘾疹,皮肤瘙痒,贫血,潮热,盗汗。

[穴位配伍] 配内关、足三里治呕吐、呃逆;配足三里、血海治贫血。

[准确定位] 在脊柱区,第7胸椎棘突下,后正中线旁开1.5寸。

[快速取穴] 取坐位,两肩胛骨下角水平线与脊椎相交所在的椎体为第7胸椎,触摸到的突起即为第7胸椎棘突,其下左右旁开1.5寸处即是。

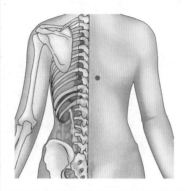
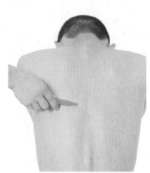

穴位养生方

膈俞是八会穴中的血之会穴,是治疗血证的常用穴。每天坚持按摩本穴,能改善脾胃虚弱。

肝俞 BL18

疏肝理气，养血明目

[主治] 胁痛,黄疸,目赤,目视不明,夜盲,迎风流泪,癫狂,脊背痛。

[穴位配伍] 配商阳、光明治目视不明;配脾俞、志室治两胁胀痛。

[准确定位] 在脊柱区,第9胸椎棘突下,后正中线旁开1.5寸。

[快速取穴] 取坐位,两肩胛骨下角水平线与脊椎相交所在的椎体为第7胸椎,向下数2个突起,即为第9胸椎棘突,其下左右旁开1.5寸处即是。

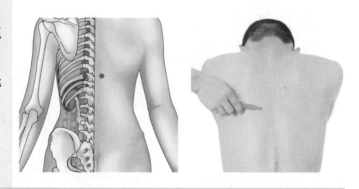

穴位养生方

中医认为肝藏血,指肝具有储存血液、调节血量和防止出血的功能,对肝俞进行刺激,能增强肝脏的功能。肝俞是养肝不可缺少的穴位。膈俞和肝俞配伍使用,既养血,又活血。艾灸此穴的效果不错,可以经常用艾条灸10～20分钟。

胆俞 BL19

疏肝利胆，理气解郁

[主治] 胁痛，口苦，黄疸，呕吐，肺痨，潮热。

[穴位配伍] 配膏肓、三阴交治肺痨、潮热。

[准确定位] 在脊柱区，第10胸椎棘突下，后正中线旁开1.5寸。

[快速取穴] 坐位，两肩胛骨下角水平线与脊椎相交所在的椎体为第7胸椎，向下数3个突起，即为第10胸椎棘突，其下左右旁开1.5寸处即是。

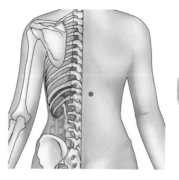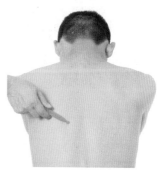

穴位养生方

两手中指指腹按、揉、压，或用按摩槌敲打刺激本穴，每次1～3分钟，长期坚持按摩，能养护肝胆，预防肝胆疾病。

脾俞 BL20

健脾利湿，益气和中

[主治] 腹胀，纳呆，呕吐，泄泻，痢疾，便血，水肿，背痛。

[穴位配伍] 配足三里、支沟治腹胀、便秘。

[准确定位] 在脊柱区，第11胸椎棘突下，后正中线旁开1.5寸。

[快速取穴] 坐位，两肩胛骨下角水平线与脊椎相交所在的椎体为第7胸椎，向下数4个突起，即为第11胸椎棘突，其下左右旁开1.5寸处即是。

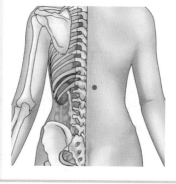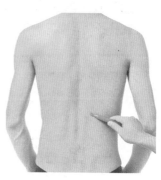

穴位养生方

两手按揉或用按摩槌敲击刺激本穴，每次1～3分钟，长期坚持，可以增强脾胃功能，远离胃肠疾病。

胃俞 BL21

理气和胃，化湿消滞

[主治] 胃脘痛，呕吐，腹胀，肠鸣，胸胁痛，多食善饥，身体消瘦。

[穴位配伍] 配中脘、梁丘、足三里治胃痛。

[准确定位] 在脊柱区，第12胸椎棘突下，后正中线旁开1.5寸。

[快速取穴] 坐位，两侧髂嵴最高点的连线平对第4腰椎棘突，向上数4个突起即为第12胸椎棘突，其下左右旁开1.5处即是。

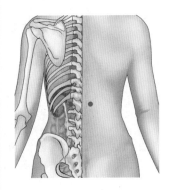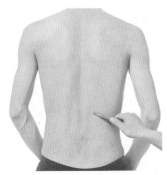

穴位养生方

用按摩槌敲击刺激本穴，每次1～3分钟，长期坚持，能缓解腹部不适，改善消化不良，保养肠胃。

三焦俞 BL22

通利三焦，疏调水道

[主治] 水肿，小便不利，腹胀，肠鸣，呕吐，泄泻，痢疾，腰背强痛。

[穴位配伍] 配气海、足三里治腹胀、肠鸣。

[准确定位] 在脊柱区，第1腰椎棘突下，后正中线旁开1.5寸。

[快速取穴] 坐位，两侧髂嵴最高点的连线平对第4腰椎棘突，向上数3个突起即为第1腰椎棘突，其下左右旁开1.5处即是。

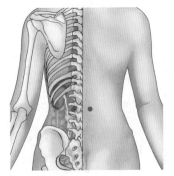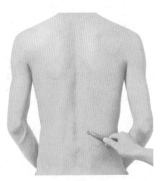

穴位养生方

用按摩槌敲击刺激本穴，每次1～3分钟，长期坚持，能够缓解腰部疲乏，还能调节脏腑功能，使身体远离脏腑疾病。

肾俞 BL23

补肾益气，利水消肿

[主治] 遗尿，小便不利，水肿，遗精，早泄，阳痿，头晕，耳聋，耳鸣，月经不调，带下，不孕，腰痛，消渴。

[穴位配伍] 配关元、三阴交治遗精。

[准确定位] 在脊柱区，第2腰椎棘突下，后正中线旁开1.5寸。

[快速取穴] 坐位，两髂嵴最高点的连线平对第4腰椎棘突，向上数2个突起即为第2腰椎棘突，其下左右旁开1.5寸处即是。

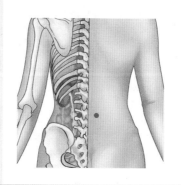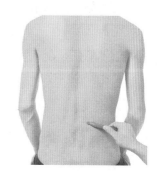

穴位养生方

肾俞是肾的背俞穴，每天用艾条对着肾俞灸10～20分钟，能够振奋肾脏的元气，起到培元固本、益肾助阳的功效。

气海俞 BL24

培元益气，强壮腰膝

[主治] 腹胀，肠鸣，痔疮，月经不调，痛经，腰痛。

[穴位配伍] 配气海、足三里、上巨虚、丰隆治腹胀、肠鸣。

[准确定位] 在脊柱区，第3腰椎棘突下，后正中线旁开1.5寸。

[快速取穴] 坐位，两髂嵴最高点的连线平对第4腰椎棘突，向上数1个突起即为第3腰椎棘突，其下左右旁开1.5寸处即是。

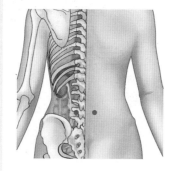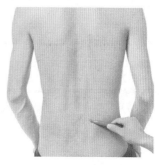

穴位养生方

用两手拇指分别按压、推擦本穴，每次1～3分钟，长期坚持按摩，可以缓解腰部不适，改善胃肠功能。

98

大肠俞 BL25

通肠利腑，强壮腰膝

[主治] 腹痛，腹胀，泄泻，便秘，痔疮出血，腰腿痛，遗尿。

[穴位配伍] 配气海、足三里、支沟治便秘。

[准确定位] 在脊柱区，第4腰椎棘突下，后正中线旁开1.5寸。

[快速取穴] 坐位，两髂嵴最高点的水平连线平对第4腰椎棘突，其下左右旁开1.5寸处即是。

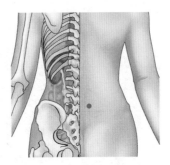
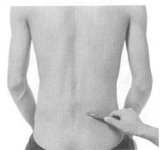

穴位养生方

用按摩槌轻轻敲击刺激本穴，每次1～3分钟，长期坚持，能促进胃肠蠕动，远离胃肠疾病。

关元俞 BL26

壮阳补肾，调理下焦

[主治] 腰骶痛，腹胀，泄泻，小便频数或不利，遗尿。

[穴位配伍] 配气海治腹胀、肠鸣。

[准确定位] 在脊柱区，第5腰椎棘突下，后正中线旁开1.5寸。

[快速取穴] 坐位，两髂嵴最高点的水平连线平对第4腰椎棘突，向下数1个突起即为第5腰椎棘突，其下左右旁开1.5寸处即是。

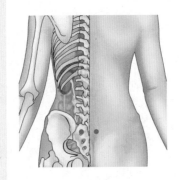
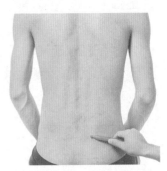

穴位养生方

两手叉腰，用拇指指腹按揉本穴，每次1～3分钟，长期坚持，可以预防腰酸背痛，远离膀胱炎、慢性肠炎。

小肠俞 BL27

通肠利腑，清热利湿

[主治] 腰骶痛，腹泻，痢疾，疝气，小腹胀痛，小便不利，遗精，遗尿，尿血，带下。

[穴位配伍] 配肾俞、三阴交、关元治泌尿系统结石。

[准确定位] 在骶区，横平第1骶后孔，骶正中嵴旁开1.5寸。

[快速取穴] 坐位，从骨盆后面髂嵴最高点向内下方循摸可触及一高骨突起，与之平行的骶骨正中突起处即第2骶椎棘突，向上数1个突起，左右旁开2指处。

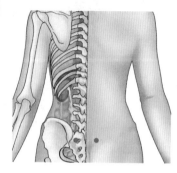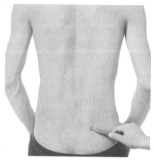

穴位养生方

两手叉腰，用拇指按揉本穴，每次1～3分钟，长期坚持，能增强脾胃运化能力，预防腹胀、痢疾、泄泻。

膀胱俞 BL28

通调膀胱，清热利湿

[主治] 小便不利，遗尿，腰脊强痛，腿痛，小腹胀痛，泄泻，便秘。

[穴位配伍] 配中极、阴陵泉治小便不利。

[准确定位] 在骶区，横平第2骶后孔，骶正中嵴旁开1.5寸。

[快速取穴] 坐位，从骨盆后面髂嵴最高点向内下方循摸可触及一高骨突起，与之平行的骶骨正中突起处即第2骶椎棘突，左右旁开2指处。

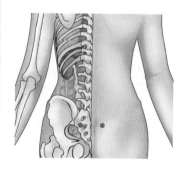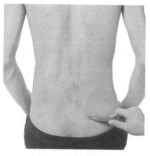

穴位养生方

用中指指腹按揉本穴，每次1～3分钟，长期坚持按摩，能消炎利尿，防治糖尿病、夜尿症、膀胱炎。

中膂俞 BL29

清利下焦，益肾壮腰

[主治] 泄泻，疝气，腰骶痛。

[穴位配伍] 配大敦治疝气。

[准确定位] 在骶区，横平第3骶后孔，骶正中嵴旁开1.5寸。

[快速取穴] 坐位，从骨盆后面髂嵴最高点内下方循摸触及一高骨突起，与之平行的骶骨正中突起处即第2骶椎棘突，向下数1个突起，左右旁开2指处。

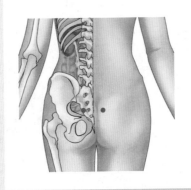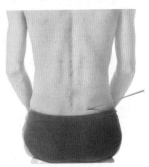

穴位养生方

用中指指腹按揉本穴，每次1～3分钟，长期坚持，能养护腰部，温补肾气，还可治疗不孕症。

白环俞 BL30

温补下元，调理气血

[主治] 遗精，带下，月经不调，遗尿；腰骶痛，疝气。

[穴位配伍] 配三阴交、肾俞治遗尿、月经不调。

[准确定位] 在骶区，横平第4骶后孔，骶正中嵴旁开1.5寸。

[快速取穴] 坐位，从骨盆后面髂嵴最高点向内下方循摸可触及一高骨突起，与之平行的骶骨正中突起处即第2骶椎棘突，向下数2个突起，左右旁开2指处。

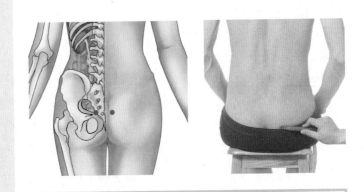

穴位养生方

俯卧，按摩者将双手搓热，放在被按摩者腰骶部来回搓擦至发热，每次1～3分钟，经常按摩此穴能缓解痛经、遗尿、白带过多等症状。

上髎 BL31

壮腰补肾，通经活血

[主治] 月经不调，赤白带下，阴挺，遗精，阳痿，大小便不利，腰骶痛。

[穴位配伍] 配三阴交、中极治小便不利。

[准确定位] 在骶区，正对第1骶后孔中。

[快速取穴] 俯卧，用食指、中指、无名指和小指按骶骨第1到第4骶椎棘突上，然后向外侧移形约1横指，有凹陷处，食指所指的位置即为上髎。

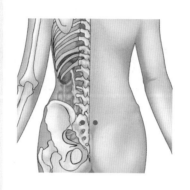
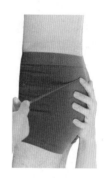

穴位养生方

两手叉腰，用拇指指端按揉本穴，每次1～3分钟，长期坚持按摩，能有效缓解女性妇科疾病，预防腰骶痛。

次髎 BL32

壮腰补肾，理气活血

[主治] 遗精，阳痿，遗尿，大小便不利，月经不调，赤白带下，腰骶痛，下肢痿痹。

[穴位配伍] 配血海、地机治痛经。

[准确定位] 在骶区，正对第2骶后孔中。

[快速取穴] 俯卧，用食指、中指、无名指和小指按骶骨第1到第4骶椎棘突上，然后向外侧移形约1横指，有凹陷处，中指所指的位置即为次髎。

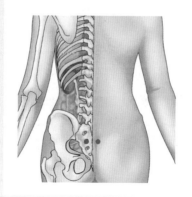
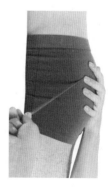

穴位养生方

用拇指指端按揉本穴，每次1～3分钟，长期坚持按摩，能有效缓解痛经、补肾壮阳。

中髎 BL33

壮腰补肾，调经止痛

[主治] 月经不调，带下，小便不利，便秘，泄泻，腰骶疼痛。

[穴位配伍] 配足三里治便秘；配血海、次髎治月经不调。

[准确定位] 在骶区，正对第3骶后孔中。

[快速取穴] 俯卧，用食指、中指、无名指和小指按骶骨第1到第4骶椎棘突上，然后向外侧移形约1横指，有凹陷处，无名指所指的位置即为中髎。

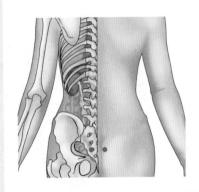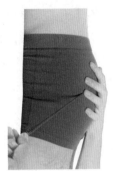

穴位养生方

两手叉腰，用拇指指端按揉本穴，每次1～3分钟，长期坚持按摩，能有效缓解妇科疾病，补肾壮腰。

下髎 BL34

壮腰补肾，调经止痛

[主治] 腰骶痛，小腹痛，便秘，小便不利，带下。

[穴位配伍] 配气海治腹痛。

[准确定位] 在骶区，正对第4骶后孔中。

[快速取穴] 俯卧，用食指、中指、无名指和小指按骶骨第1到第4骶椎棘突上，然后向外侧移形约1横指，有凹陷处，小指所指的位置即为下髎。

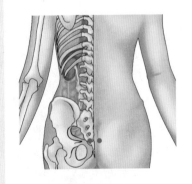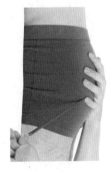

穴位养生方

用手掌心横擦腰骶部，至有热感直透皮肤为宜，随后用双手拇指点按本穴位1分钟，然后轻叩数下，能缓解腰骶痛、小腹痛。

会阳 BL35

[准确定位] 在骶区，尾骨端旁开 0.5 寸。

[快速取穴] 取坐位，在骶部，于尾骨下端旁开半个拇指处的凹陷中，按压有酸胀感。

壮腰补肾，清热利湿

[主治] 大便失禁，泄泻，便血，痔疮，阳痿，带下。

[穴位配伍] 配承山、二白治痔疮。

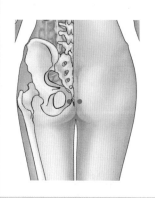
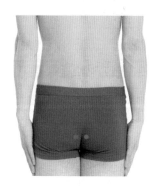

穴位养生方

双手向后，手掌心朝向背部，用中指指腹按揉本穴，按压时有酸胀感，每次左右穴位各 1～3 分钟，长期坚持按摩，可以缓解泄泻，远离痔疮。

承扶 BL36

[准确定位] 在股后区，臀沟的中点。

[快速取穴] 俯卧位，臀沟中点处，按压有酸胀感。

疏经活络，通便消痔

[主治] 腰、骶、臀、股部疼痛，下肢痿痹，痔疮。

[穴位配伍] 配委中、殷门治腰骶疼痛。

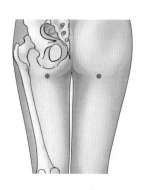
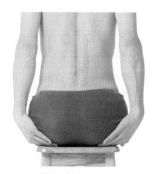

穴位养生方

用食指、中指、无名指三指指腹向上按摩本穴，每次左右各 1～3 分钟，长期坚持按摩，可以通络活血，缓解腰肌劳损，治疗坐骨神经痛、下肢瘫痪。

殷门 BL37

疏经活络，壮腰强筋

[主治] 腰腿痛，下肢痿痹。

[穴位配伍] 配委中、承扶治腰骶疼痛。

[准确定位] 在股后区，臀沟下6寸，股二头肌与半腱肌之间。

[快速取穴] 俯卧位，在大腿后面，承扶与委中连线的中点再向上量1横指处，按压有酸胀感。

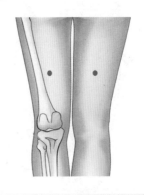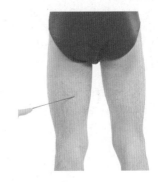

穴位养生方

经常按压、敲打此穴，可以舒筋通络、缓解腰痛，预防下肢痿痹。

浮郄 BL38

清热通络，舒筋利节

[主治] 腘窝和臀股部疼痛、麻木或挛急，便秘。

[穴位配伍] 配承山治下肢痿痹。

[准确定位] 在膝后区，腘横纹上1寸，股二头肌腱的内侧缘。

[快速取穴] 膝后区，委阳向上量1寸处。

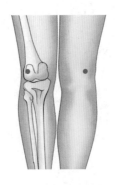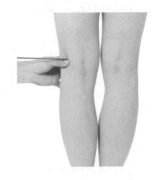

穴位养生方

经常按揉、敲打此穴，能缓解下肢麻木、下肢痹痛。

委阳 BL39

舒筋利节，通利水道

[主治] 小腹胀满，小便不利，腰脊强痛，腿足拘挛疼痛。

[穴位配伍] 配三焦俞、肾俞治小便不利。

[准确定位] 在膝部，腘横纹上，股二头肌腱的内侧缘。

[快速取穴] 俯卧位，稍屈膝，大腿后面即可显露明显的股二头肌肌腱，在股二头肌肌腱的内侧缘，按压有酸胀感处即是该穴。

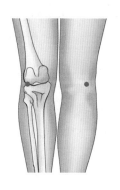 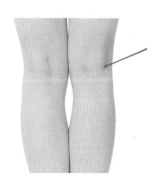

穴位养生方

经常按摩此穴，能缓解腰脊疼痛、小腹胀满、小便不利等不适。

委中 BL40

舒筋利节，清热解毒

[主治] 腰背疼痛，腘筋挛急，半身不遂，下肢痿痹，丹毒，皮疹，腹痛，吐泻，遗尿，小便不利。

[穴位配伍] 配肾俞、阳陵泉、腰阳关治腰痛。

[准确定位] 在膝后区，腘横纹中点。

[快速取穴] 俯卧位，稍屈膝，在大腿后面，即可显露明显的股二头肌肌腱和半腱肌肌腱，在其中间，按压有动脉搏动处。

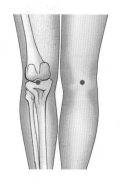 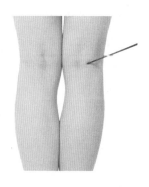

穴位养生方

委中穴具有散瘀活血、清热解毒的功效，针刺委中穴对实热证引起的腰痛、泄泻等效果很好。

附分 BL41

舒筋活络，祛风散寒

[主治] 颈项强痛，肩背拘急，肘臂麻木。

[穴位配伍] 配大椎治颈项强痛。

[准确定位] 在脊柱区，第2胸椎棘突下，后正中线旁开3寸。

[快速取穴] 坐位，由颈背交界处椎骨的最高点（第7颈椎棘突）向下数2个突起，其下左右旁开4指处。

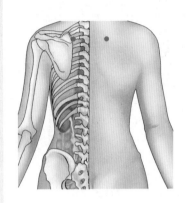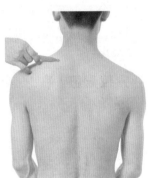

穴位养生方

用按摩槌敲打刺激本穴，每次1～3分钟，长期坚持，能疏通颈肩部血脉，缓解颈肩不适症状，预防颈椎增生。

魄户 BL42

养阴清肺，平喘止咳

[主治] 咳嗽，气喘，肺痨，项强，肩背痛。

[穴位配伍] 配天突、膻中治咳喘；配肩井、天宗治肩背痛。

[准确定位] 在脊柱区，第3胸椎棘突下，后正中线旁开3寸。

[快速取穴] 坐位，由颈背交界处椎骨的最高点（第7颈椎棘突）向下数3个突起，其下左右旁开4指处。

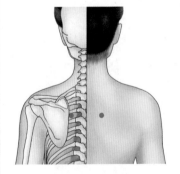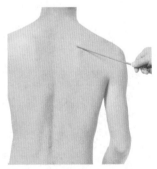

穴位养生方

用按摩槌敲打刺激本穴，每次1～3分钟，长期坚持，能缓解肩背疼痛，远离感冒、气喘、肺痨。

膏肓 BL43

养阴清肺，补益虚损

[主治] 肺痨,咳嗽,气喘,咯血,遗精,盗汗,健忘,肩胛痛。

[穴位配伍] 配尺泽、肺俞治咳喘。

[准确定位] 在脊柱区,第4胸椎棘突下,后正中线旁开3寸。

[快速取穴] 坐位,在背部,两肩胛骨下角水平线与脊柱相交处为第7胸椎棘突,向上数3个突起即为第4胸椎棘突,其下左右旁开4指处。

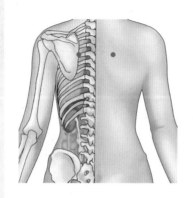 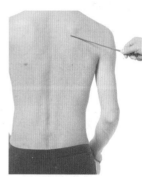

穴位养生方

用刮痧板由上而下刮拭本穴,每次5～10分钟,经常刮拭,能疏通肩背血脉,调节脏腑功能,远离气喘、肺痨。

神堂 BL44

宽胸理气，宁心通络

[主治] 心痛,心悸,失眠,胸闷,咳嗽,气喘,肩背痛。

[穴位配伍] 配膻中、内关治胸闷;配心俞、神门治失眠。

[准确定位] 在脊柱区,第5胸椎棘突下,后正中线旁开3寸。

[快速取穴] 坐位,在背部,两肩胛骨下角水平线与脊椎相交处为第7胸椎棘突,向上数2个突起即为第5胸椎棘突,其下左右旁开4指处。

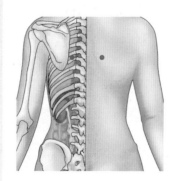 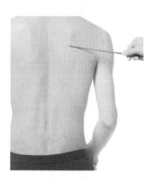

穴位养生方

用中指指腹按摩本穴,每次1～3分钟,长期坚持,能通血脉,改善肺功能。注意按摩时手法须缓慢、轻柔。

譩譆 BL45

养阴清肺，疏风解表

[主治] 肩背痛，咳嗽，气喘，热病，疟疾。

[穴位配伍] 配大椎、肩外俞治肩背痛。

[准确定位] 在脊柱区，第6胸椎棘突下，后正中线旁开3寸。

[快速取穴] 坐位，两肩胛骨下角水平线与脊椎相交处为第7胸椎棘突，向上数1个突起即为第6胸椎棘突，其下左右旁开4指处。

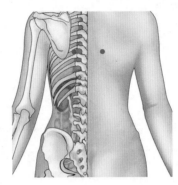 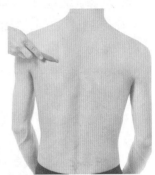

穴位养生方

经常按摩此穴，能够预防咳嗽、气喘。感冒时按摩此穴，能促使发汗，快速缓解感冒症状。

膈关 BL46

和胃降逆，宽胸利膈

[主治] 饮食不下，噎膈，呃逆，呕吐，脊背强痛，肋间神经痛。

[穴位配伍] 配内关治嗳气。

[准确定位] 在脊柱区，第7胸椎棘突下，后正中线旁开3寸。

[快速取穴] 取坐位，在背部，两肩胛骨下角水平线与脊椎相交处为第7胸椎棘突，其下左右旁开4指处。

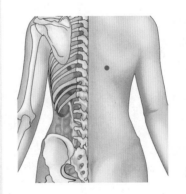 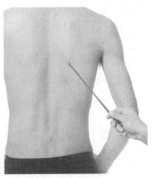

穴位养生方

用拇指指端按揉本穴，每次1～3分钟，长期坚持按摩，能调理胃肠及缓解脊背强痛。

魂门 BL47

疏肝理气，健脾和胃

[主治] 胸胁胀满，呕吐，泄泻，背痛，肋间神经痛。

[穴位配伍] 配阳陵泉、支沟治胸胁痛。

[准确定位] 在脊柱区，第9胸椎棘突下，后正中线旁开3寸。

[快速取穴] 取坐位，在背部，两肩胛骨下角水平线与脊椎相交处为第7胸椎棘突，向下数2个突起即为第9胸椎棘突，其下左右旁开4指处。

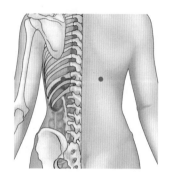 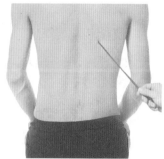

穴位养生方

用按摩槌敲打刺激本穴，每次1～3分钟，长期坚持按摩，可调节脾胃功能，疏通经络，缓解胸胁疼痛。

阳纲 BL48

疏肝利胆，清热利湿

[主治] 黄疸，腹痛，肠鸣，泄泻，消渴。

[穴位配伍] 配气海、天枢治腹胀。

[准确定位] 在脊柱区，第10胸椎棘突下，后正中线旁开3寸。

[快速取穴] 取坐位，在背部，两肩胛骨下角水平线与脊椎相交处为第7胸椎棘突，向下数3个突起，即第10胸椎棘突，其下左右旁开4指处。

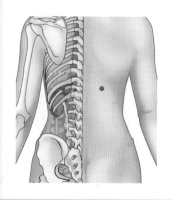 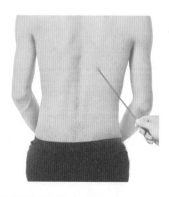

穴位养生方

用按摩槌敲打刺激本穴，或用刮痧板由上至下刮拭本穴，每次3～5分钟，长期坚持按摩，能调理脾胃，远离腹痛、泄泻。

意舍 BL49

健脾和胃，化湿消滞

[主治] 腹胀,肠鸣,呕吐,泄泻,背痛。

[穴位配伍] 配脾俞、胃俞治腹胀。

[准确定位] 在脊柱区，第11胸椎棘突下，后正中线旁开3寸。

[快速取穴] 取坐位，在背部，两肩胛骨下角水平线与脊椎相交处为第7胸椎棘突，向下数4个突起，即第11胸椎棘突，其下左右旁开4指处。

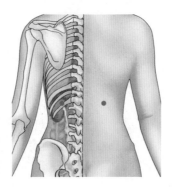
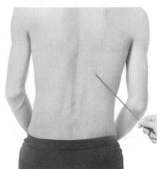

穴位养生方

用刮痧板由上至下刮拭本穴，每次5～10分钟，长期坚持对脾胃有较好的调养作用。

胃仓 BL50

健脾和胃，理气消滞

[主治] 胃脘痛,腹胀,小儿食积,水肿,脊背痛。

[穴位配伍] 配足三里治胃痛。

[准确定位] 在脊柱区，第12胸椎棘突下，后正中线旁开3寸。

[快速取穴] 坐位，在背部，与两髂嵴最高点连线相平即为第4腰椎棘突，向上数4个突起，即第12胸椎棘突，其下左右旁开4指处。

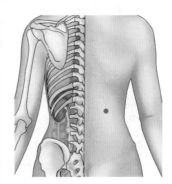
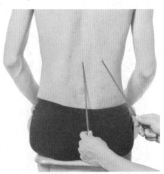

穴位养生方

用按摩槌敲打刺激本穴，每次1～3分钟，长期坚持，可以调理脾胃，增强食欲，帮助消化。

肓门 BL51

化滞消痞，化坚通乳

[主治] 腹痛,便秘,痞块,乳疾。

[穴位配伍] 配气海、天枢治便秘。

[准确定位] 在腰区，第1腰椎棘突下，后正中线旁开3寸。

[快速取穴] 坐位，在腰部，与两髂嵴最高点连线相平即为第4腰椎棘突，向上数3个突起，即第1腰椎棘突，其下左右旁开4指处。

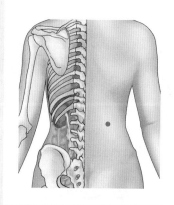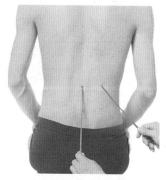

穴位养生方

用中指指腹按揉本穴，每次1～3分钟，长期坚持，能治疗便秘，缓解腰肌劳损，预防乳疾、痞块。

志室 BL52

补肾益精，通阳利尿

[主治] 遗精,阳痿,早泄,小便不利,水肿,腰脊强痛。

[穴位配伍] 配命门、肾俞治遗精。

[准确定位] 在腰区，第2腰椎棘突下，后正中线旁开3寸。

[快速取穴] 坐位，在腰部，与两髂嵴最高点水平连线相平即为第4腰椎棘突，向上数2个突起即为第2腰椎棘突，其下左右旁开4指处。

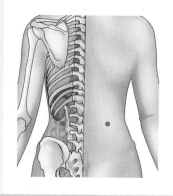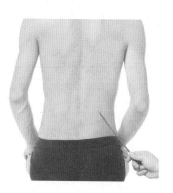

穴位养生方

志室别名精宫，艾灸此穴能够起到固肾涩精的作用。用中指指腹按揉本穴，每次1～3分钟，长期坚持按摩，能强壮腰膝，益肾固精。

胞肓 BL53

理气行水，疏通下焦

[主治] 阴肿，腰脊痛，肠鸣，腹胀，大小便不利。

[穴位配伍] 配委中治腰痛。

[准确定位] 在骶区，横平第2骶后孔，骶正中嵴旁开3寸。

[快速取穴] 坐位，从骨盆后面髂嵴最高点向内下方循摸可触及一高骨突起，与之平行的骶骨正中突起处即第2骶椎棘突，其左右旁开4指处。

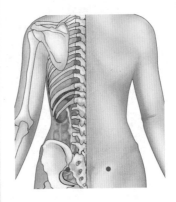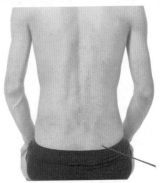

穴位养生方

用中指指腹按揉本穴，每次1～3分钟，长期坚持按摩，可以调理肠胃，预防腹泻、便秘等胃肠病症。

秩边 BL54

疏通下焦，强壮腰膝

[主治] 腰骶痛，下肢痿痹，小便不利，便秘，痔疮。

[穴位配伍] 配委中、大肠俞治腰腿疼痛。

[准确定位] 在骶区，横平第4骶后孔，骶正中嵴旁开3寸。

[快速取穴] 坐位，在骶部，下髎水平，骶正中嵴左右旁开4指处。

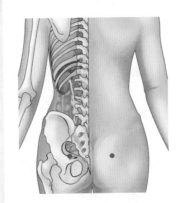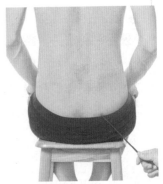

穴位养生方

用中指指腹按揉本穴，每次1～3分钟，长期坚持按摩，可以缓解便秘、痔疮不适症状，还能强壮腰膝，远离腰骶痛、下肢痿痹。

合阳 BL55

疏经活络，祛风除湿

[主治] 腰脊强痛，下肢痿痹，疝气，崩漏。

[穴位配伍] 配承山治腓肠肌痉挛。

[准确定位] 在小腿后区，腘横纹下 2 寸，腓肠肌内侧头、外侧头之间。

[快速取穴] 俯卧位，在小腿后区，委中与承山的连线上，委中下 3 横指处，按压有酸胀感。

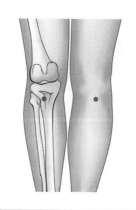 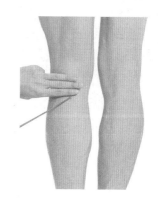

穴位养生方

用拇指指腹按揉本穴，每次 1～3 分钟，长期坚持按摩，可以缓解腰腿痛、下肢麻痹，治疗崩漏、疝气。

承筋 BL56

舒筋活络，通肠提肛

[主治] 痔疮，腰腿拘急、疼痛。

[穴位配伍] 配大肠俞治痔疮；配委中治下肢挛痛。

[准确定位] 在小腿后区，腘横纹下 5 寸，腓肠肌两肌腹之间。

[快速取穴] 俯卧位，在小腿后区，委中与承山连线中点下 1 横指处，按压有酸胀感。

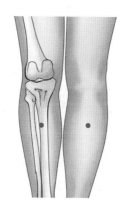 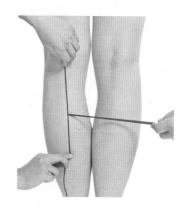

穴位养生方

用拇指指腹按揉本穴，每次 1～3 分钟，长期坚持按摩，可以缓解腓肠肌痉挛、疼痛，还可治疗痔疮、便秘。

114

承山 BL57

舒筋活络，理肠疗痔

[主治] 痔疮,脱肛,便秘,腰腿拘急、疼痛,腹痛,疝气。

[穴位配伍] 配大肠俞治痔疮。

[准确定位] 在小腿后区,腓肠肌两肌腹与肌腱交角处。

[快速取穴] 俯卧位,下肢伸直或足跟上提,其腓肠肌部出现人字纹,在其下可触及一凹陷处,按压有酸胀感。

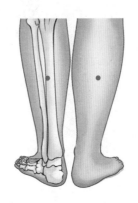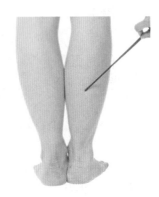

穴位养生方

用拇指指腹按揉本穴,做环状运动,每次1～3分钟,长期坚持按摩,可以改善腹痛、便秘,缓解腰腿拘急、疼痛。

飞扬 BL58

散风解表，清热利湿

[主治] 头痛,眩晕,腰腿疼痛无力,痔疮。

[穴位配伍] 配委中治腿痛。

[准确定位] 在小腿后区,昆仑直上7寸,腓肠肌外下缘与跟腱移行处。

[快速取穴] 俯卧位,在小腿后区,昆仑直上7寸处,可触及一凹陷,按压有酸胀感。

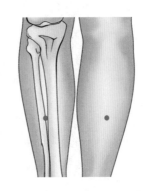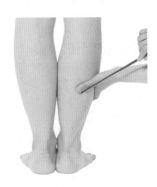

穴位养生方

用食指、中指指腹按揉本穴,每次1～3分钟,长期坚持按摩,可以缓解腿部肌肉酸痛,预防风湿性关节炎。

跗阳 BL59

舒筋活络，清利头目

[主治] 头痛，头重，腰骶疼痛，下肢痿痹，外踝肿痛。

[穴位配伍] 配环跳、委中治下肢痿痹。

[准确定位] 在小腿后区，昆仑直上3寸，腓骨与跟腱之间。

[快速取穴] 侧坐位，在小腿后区，外踝尖与跟腱之间的凹陷中取昆仑，直上3寸，按压有酸胀感。

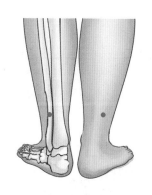
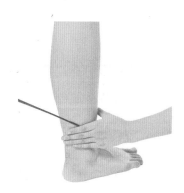

穴位养生方

用拇指指腹从上至下刮按本穴，每次1~3分钟，每天坚持按摩，能促进下肢血液循环，预防下肢痿痹。

昆仑 BL60

舒筋活络，清热安神

[主治] 腰骶疼痛，足踝肿痛，滞产，头痛，项强，目眩，鼻衄，癫痫。

[穴位配伍] 配风池治头痛，目眩；配太溪治踝关节肿痛。

[准确定位] 在踝区，外踝尖与跟腱之间的凹陷中。

[快速取穴] 侧坐，在踝区，外踝尖与脚腕后的跟腱之间的凹陷中，按压有酸胀感处。

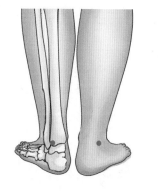
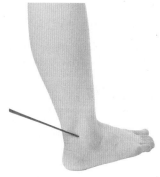

穴位养生方

用拇指指腹按揉本穴，每次左右各按3~5分钟，长期坚持按摩，能缓解头痛、目眩等不适，预防下肢痿痹。

仆参 BL61

疏经活络，舒筋健骨

[主治] 下肢痿痹，足跟痛，癫痫。

[穴位配伍] 配昆仑、太溪治足跟痛。

[准确定位] 在跟区，昆仑直下，跟骨外侧，赤白肉际处。

[快速取穴] 侧坐，在踝区，先取昆仑，垂直向下量3横指处，按压有酸胀感。

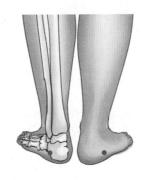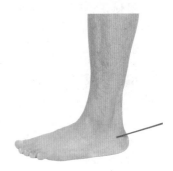

穴位养生方

用拇指指腹按揉本穴，每次1～3分钟，长期坚持按摩，可以缓解足跟痛、下肢麻木。

申脉 BL62

疏经活络，宁心安神

[主治] 癫狂痫，失眠，足外翻，头痛，项强，眩晕，目赤痛，眼睑下垂，腰腿痛。

[穴位配伍] 配肝俞、肾俞、百会治眩晕；配神门、脾俞、心俞治失眠。

[准确定位] 在踝区，外踝尖直下，外踝下缘与跟骨之间凹陷中。

[快速取穴] 侧坐，在外踝尖下0.5寸，外踝下缘与跟骨之间凹陷中。

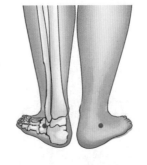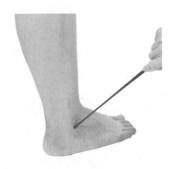

穴位养生方

用艾条灸申脉穴能改善免疫力，老人或体质偏寒的人适合经常灸此穴。

金门 BL63

疏经活络，宁神息风

[**主治**] 癫痫，小儿惊风，头痛，腰痛，下肢痿痹，外踝痛。

[**穴位配伍**] 配太阳、合谷治头痛。

[**准确定位**] 在足背，外踝前缘直下，第5跖骨粗隆后方，骰骨下缘凹陷中。

[**快速取穴**] 正坐垂足着地，脚趾上跷，外踝前方可见一骨头凸起，外侧凹陷处即是。

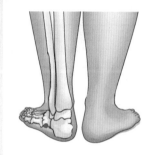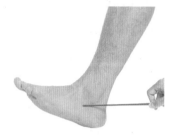

穴位养生方

用拇指指腹按揉本穴，每次1～3分钟，长期坚持按摩，能疏通经络，缓解腰痛、头痛，还可治疗头晕、目眩。

京骨 BL64

散风清热，宁神清脑

[**主治**] 头痛，项强，目翳，腰腿痛，癫痫。

[**穴位配伍**] 配百会、太冲治头痛。

[**准确定位**] 在跖区，第5跖骨粗隆前下方，赤白肉际处。

[**快速取穴**] 侧坐或俯卧位，沿着小趾后面的长骨往后推，可触及一凸起，即为第5跖骨粗隆，凸起下方掌背交界线上按压有一凹陷处。

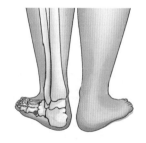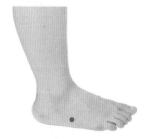

穴位养生方

用刮痧板在本穴周围从上至下刮拭，每次3～5分钟，每天1次，可缓解全身乏力、头痛、目翳等不适症状。

束骨 BL65

散风清热，清利头目

[主治] 癫狂,头痛,项强,目眩, 腰腿痛。

[穴位配伍] 配肾俞、太冲治目眩。

[准确定位] 在跖区，第5跖趾关节的近端，赤白肉际处。

[快速取穴] 侧坐，在足小趾与足掌所构成的关节（第5跖趾关节）后方掌背交界线处可触及一凹陷，按压有酸胀感。

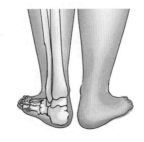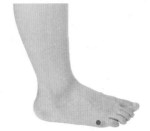

穴位养生方

用拇指指腹按揉本穴，做环状运动，每次1～3分钟，长期坚持，可以疏通经络，缓解头痛、项强等不适，预防感冒。

足通谷 BL66

疏经活络，散风清热

[主治] 头痛,项强,目眩,鼻衄,癫狂。

[穴位配伍] 配大椎治项强。

[准确定位] 在足趾，第5跖趾关节的远端，赤白肉际处。

[快速取穴] 侧坐，足着地，在足外侧部，在足小趾与足掌所构成的关节（第5跖趾关节）前缘掌骨交界处即可出现一凹陷，按压有酸胀感。

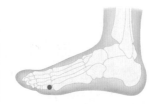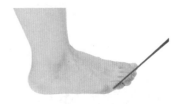

穴位养生方

用拇指指腹按揉本穴，每次1～3分钟，长期坚持，可以缓解项强、头痛、手脚冰冷等不适症状。

至阴 BL67

疏风清热，矫正胎位

[主治] 胎位不正，难产，头痛，目痛，鼻塞，鼻衄。

[穴位配伍] 配太冲、百会治头痛。

[准确定位] 在足趾，小趾末节外侧，趾甲根角侧后方 0.1 寸。

[快速取穴] 侧坐，在足小趾外侧，由足小趾甲外侧缘与下缘各做一垂线之交点，按压有酸痛感。

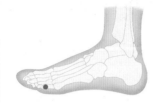 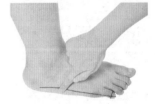

穴位养生方

拇指指腹垂直按压、拿捏本穴，并做环状运动，每次 3～5 分钟，每天坚持按摩，能改善血液循环，加速体内代谢废物排出。

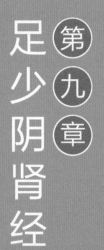

足少阴肾经

第九章

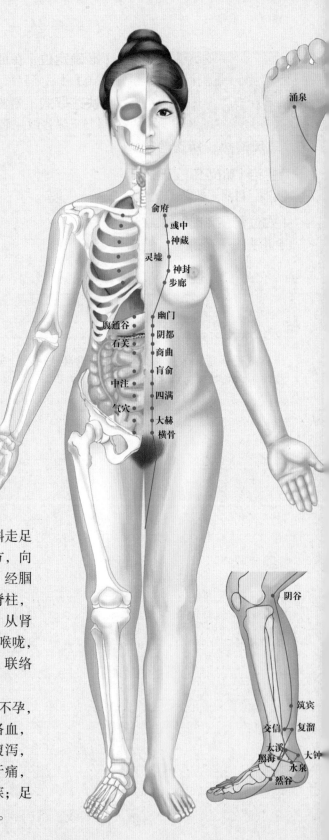

俞府
彧中
神藏
灵墟
神封
步廊
幽门
腹通谷
阴都
石关
商曲
肓俞
中注
四满
气穴
大赫
横骨

涌泉

阴谷
筑宾
交信
复溜
太溪
照海
大钟
水泉
然谷

【经脉循行】起于足小趾下，斜走足心，行舟骨粗隆下，经内踝的后方，向下进入足跟中，沿小腿内侧上行，经腘窝内侧，沿大腿内侧后缘上行，贯脊柱，属于肾，络于膀胱。其直行支脉，从肾脏向上经过肝、膈，进入肺脏，沿着喉咙，夹舌根旁；另一支脉，从肺分出，联络心，流注于胸中。

【疾病主治】月经不调，痛经，不孕，阴部瘙痒，遗精，阳痿；咳喘，咯血，胸胁胀满；腹痛，腹胀，呕吐，腹泻，便秘；耳鸣，耳聋，咽喉干痛，牙痛，头痛，眩晕；昏厥，癫狂痫，不寐；足跟痛，膝痛；水肿，多汗，乳腺炎。

肾和肾经的作用

肾在五行属水，足少阴肾经属肾、络膀胱。

肾有三大主要功能：

1. 肾藏精。精，是构成人体和维持机体生命活动的最基本物质，是脏腑形体官窍功能活动的物质基础，分为先天之精和后天之精。先天之精来源于父母，后天之精来源于饮食水谷。肾藏精，是指肾可以贮存、封藏精气，防止精气从体内流失。

2. 肾主水。即肾调节人体水液的代谢，也就是肾的气化作用，水液的产生、输布和排泄，都需要在肾的气化作用下进行。

3. 肾主纳气。是指肾具有摄纳肺吸入的自然界之清气，调节呼吸的作用。实际上就是肾的封藏作用在呼吸运动中的具体体现。

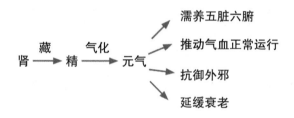

肾经的相关器官

肺、肝、肾、膀胱。

肾经异常的信号

经络症：肾阴不足，则以怕热为主，容易口干舌燥，气短喘促，心烦心痛，失眠多梦，五心烦热等；肾阳不足，则以怕冷为主，容易手足冰冷，面色苍白，神疲嗜睡，头晕目眩，腰酸膝软等。

脏腑症：主要表现为水肿，小便不利，遗精，阳痿，心悸，惊恐，耳鸣，眼花，目视不明。肾气绝则骨髓失养，骨质疏松，肌肉萎缩，齿松发枯，面色无华。

122

涌泉 KI1

滋阴息风，醒脑开窍

[**主治**] 头痛，头晕，目眩，失眠，昏厥，中暑，癫狂痫，小儿惊风，大便困难，小便不利，下肢瘫痪，足心热，咽喉肿痛。

[**穴位配伍**] 配然谷治喉痹；配阴陵泉治热病；配水沟、照海治癫痫。

[**准确定位**] 在足底，屈足卷趾时足心最凹陷中；约当足底第 2、3 趾蹼缘与足跟连线的前 1/3 与后 2/3 交点凹陷中。

[**快速取穴**] 坐位，在足底部，卷足时，足前部凹陷处，约在足底第 2、第 3 趾蹼缘与足跟连线的前 1/3 与后 2/3 交点的凹陷处。

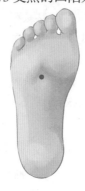
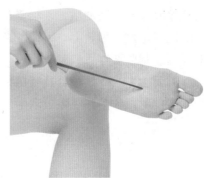

穴位养生方

用拇指指腹按揉本穴，每次 3 ~ 5 分钟，长期坚持按摩，可以治疗失眠，还可以强身健体、延年益寿。

然谷 KI2

滋阴补肾，清热利湿

[**主治**] 月经不调，阴挺，阴痒，带下，遗精，阳痿，小便不利，泄泻，胸胁胀痛，咽喉肿痛，咳血，消渴，下肢痿痹。

[**穴位配伍**] 配肾俞、三阴交治月经不调；配肾俞、志室、气海治遗精。

[**准确定位**] 在足内侧，足舟骨粗隆下方，赤白肉际处。

[**快速取穴**] 坐位，先找到内踝前下方较明显的骨性标志，即舟骨粗隆，前下方触及一凹陷处，按压有酸胀感。

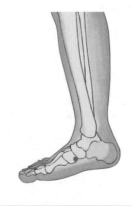
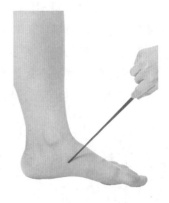

穴位养生方

用拇指指腹按揉本穴，每次 1 ~ 3 分钟，长期坚持按摩，可以缓解月经不调、带下、遗精等症状。

太溪 KI3

滋阴益肾，壮阳强腰

[主治] 头痛，目眩，耳鸣，耳聋，咽喉肿痛，牙痛，月经不调，失眠，健忘，遗精，阳痿，内踝肿痛，足跟痛。

[穴位配伍] 配飞扬治头痛、目眩；配肾俞、志室治遗精。

[准确定位] 在踝区，内踝尖与跟腱之间的凹陷中。

[快速取穴] 坐位，由足内踝尖向后推至与跟腱之间的凹陷处，大约相当于内踝尖与跟腱之间的中点，按压有酸胀感。

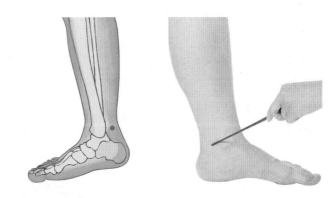

穴位养生方

用拇指指腹按揉本穴，每次1～3分钟，长期坚持按摩，可缓解肾虚引起的腰膝酸软、手脚冰冷等症状，还可以改善睡眠，缓解健忘。

大钟 KI4

利水消肿，活血调经

[主治] 咳血，气喘，腰脊强痛，痴呆，足跟痛，二便不利，月经不调。

[穴位配伍] 配太溪、神门治心悸、失眠。

[准确定位] 在跟区，内踝后下方，跟骨上缘，跟腱附着部前缘凹陷处。

[快速取穴] 坐位，先取太溪穴，由太溪穴向下量0.5寸处，再向后平推，与跟腱前缘可触及一凹陷，按压有酸胀感。

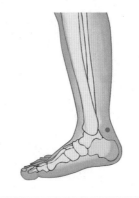
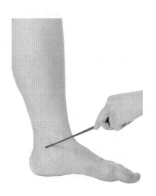

穴位养生方

拇指指腹按揉本穴，每次1～3分钟，长期坚持按摩，可以缓解胸痛、腰膝寒冷，还可治疗支气管炎。

水泉 KI5

利水消肿，活血调经

[主治] 月经不调，痛经，经闭，阴挺，小便不利，淋证，血尿。

[穴位配伍] 配肾俞、中极、血海治血尿。

[准确定位] 在跟区，太溪直下1寸，跟骨结节内侧凹陷中。

[快速取穴] 坐位，在足内侧，内踝后下方，于太溪穴下1横指处，跟骨结节的内侧凹陷中，按压有酸胀感。

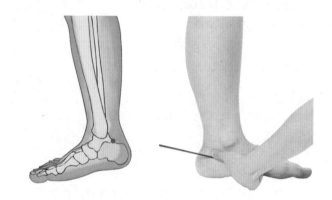

穴位养生方

中指弯曲，用其关节处按揉本穴，每次1~3分钟，长期坚持按摩，可以缓解月经不调、痛经，还可治疗夜尿症。

照海 KI6

滋阴调经，息风安神

[主治] 咽喉干痛，癫痫，失眠，惊恐不宁，目赤肿痛，月经不调，痛经，小便频数，癃闭，便秘。

[穴位配伍] 配列缺、天突、太冲、廉泉治咽喉病症；配神门、风池、三阴交治失眠。

[准确定位] 在踝区，内踝尖下1寸，内踝下缘边际凹陷中。

[快速取穴] 坐位，在足内侧由内踝尖向下量1横指处的凹陷处，按压有酸胀感。

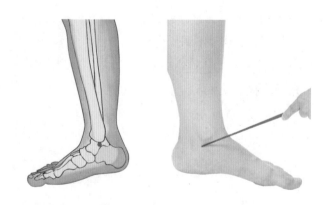

穴位养生方

用双手拇指分别按揉两侧照海穴2~3分钟，每天坚持按揉1~3次，能缓解痛经、失眠等症状。

复溜 KI7

补肾益阴，温阳利水

[主治] 泄泻,肠鸣,水肿,腹胀,下肢痿痹,身热无汗,盗汗,腰脊强痛。

[穴位配伍] 配后溪、阴郄治盗汗不止。

[准确定位] 在小腿内侧,内踝尖上2寸,跟腱的前缘。

[快速取穴] 坐位,先找到太溪,直上3横指,跟腱前缘处。

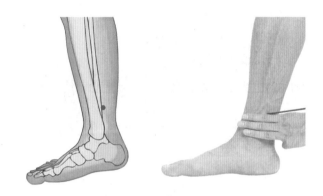

穴位养生方

拇指指腹推按本穴,每次1~3分钟,长期坚持按摩,可预防肾炎、神经衰弱、记忆力衰退,缓解手脚冰冷。

交信 KI8

益肾调经，清热利尿

[主治] 月经不调,崩漏,阴挺,泄泻,便秘,睾丸肿痛,股膝胫内侧痛,疝气。

[穴位配伍] 配关元、三阴交治月经不调;配太冲、血海、地机治崩漏;配中都治疝气。

[准确定位] 在小腿内侧,内踝尖上2寸,胫骨内侧缘后际凹陷中。

[快速取穴] 坐位,在小腿内侧先取太溪,再向上量约3横指,再前推至胫骨后凹陷处,按压有酸胀感。

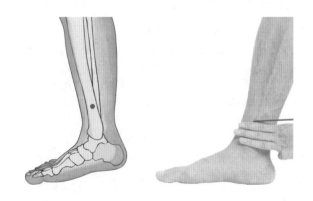

穴位养生方

手掌握住小腿部,拇指指腹按压本穴,每次3分钟,每天坚持按摩,可以治疗月经不调、痛经、崩漏等。

126

筑宾 KI9

调补肝肾，清热利湿

[主治] 癫狂，呕吐涎沫，疝气，小腿内侧痛。

[穴位配伍] 配肾俞、关元治水肿；配大敦、归来治疝气。

[准确定位] 在小腿内侧，太溪直上 5 寸，比目鱼肌与跟腱之间。

[快速取穴] 坐位垂足，先找到太溪，直上量 7 横指，按压有酸胀感处。

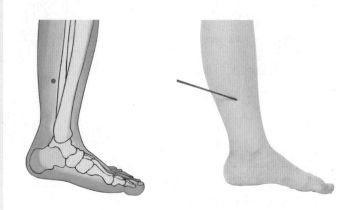

穴位养生方

筑宾穴有清热解毒的作用，经常按揉此穴，有助于改善肝肾功能。

阴谷 KI10

益肾调经，理气止痛

[主治] 阳痿，癫狂，月经不调，崩漏，小便不利，膝股内侧痛。

[穴位配伍] 配肾俞、关元治阳痿。

[准确定位] 在膝后区，腘横纹上，半腱肌肌腱外侧缘。

[快速取穴] 俯卧位，微屈膝，从膝内高骨向后缘推，在腘横纹内侧端可触及两条筋，两筋之间可触及一凹陷，按压有酸胀感。

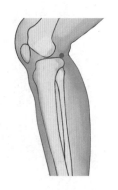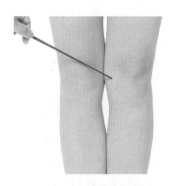

穴位养生方

用手握住膝关节部位，拇指指腹按压本穴，做环状运动，每次 1～3 分钟，长期坚持，可以疏通经络，行气活血，远离泌尿系统疾病。

横骨 KI11

利水消肿，活血调经

[主治] 少腹胀痛，阴部痛，月经不调，痛经，经闭，遗精，阳痿，遗尿，小便不利，疝气。

[穴位配伍] 配中极、三阴交治癃闭；配关元、肾俞、志室、大赫治阳痿、遗精、崩漏、月经不调。

[准确定位] 在下腹部，脐中下 5 寸，前正中线旁开 0.5 寸。

[快速取穴] 从肚脐向下量 7 横指，左右旁开 0.5 寸处即是。

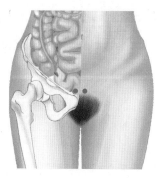
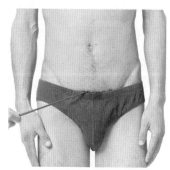

穴位养生方

经常按摩这个穴位，每天早晚各按揉 1 次，每次大约 1 ~ 3 分钟，能够治疗阳痿、遗精等。

大赫 KI12

益肾壮阳，调经止带

[主治] 阴部痛，子宫脱垂，遗精，阳痿，带下，月经不调，痛经，泄泻，痢疾。

[穴位配伍] 配三阴交、肾俞、带脉、大敦、中极治阳痿、遗精、带下。

[准确定位] 在下腹部，脐中下 4 寸，前正中线旁开 0.5 寸。

[快速取穴] 先找到横骨，直上量 1 横指处即是。

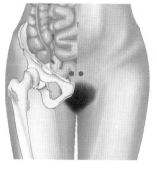
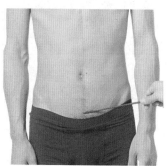

穴位养生方

用刮痧板隔着衣服从上至下刮拭本穴，每次 3 ~ 5 分钟，有助于补充肾气，增强肾功能，预防生殖系统疾病。

气穴 KI13

调理冲任，温肾暖胞

[准确定位] 在下腹部，脐中下 3 寸，前正中线旁开 0.5 寸。

[快速取穴] 下腹部，从肚脐向下量 4 指，前正中线左右旁开 0.5 寸，按压会有酸胀感。

[主治] 月经不调，带下，小便不利，泄泻，痢疾，腰脊痛，阳痿。

[穴位配伍] 配气海、三阴交、肾俞、血海治月经不调、阳痿。

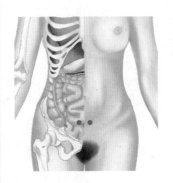
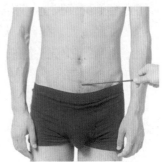

穴位养生方

用拇指指腹从上向下推揉本穴，每次 3 分钟，长期坚持按摩，能有效治疗生殖系统疾病，还能预防便秘、小便不利。

四满 KI14

理气健脾，清热调经

[准确定位] 在下腹部，脐中下 2 寸，前正中线旁开 0.5 寸。

[快速取穴] 仰卧位，先取气穴，再向上量 1 横指处，按压有酸胀感。

[主治] 月经不调，崩漏，带下，不孕，产后恶露不尽，遗精，遗尿，小腹痛，便秘，水肿。

[穴位配伍] 配气海、三阴交、肾俞、血海治月经不调、带下、遗精等病症。

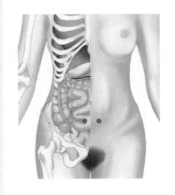
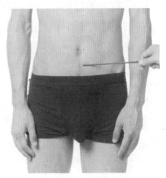

穴位养生方

用中指指腹按揉本穴，每次 3 ~ 5 分钟，每天坚持按摩，能够缓解腹痛、便秘，预防女性妇科疾病。

中注 KI15

通便止泻，行气调经

[主治] 月经不调，腰腹疼痛，大便燥结，泄泻，痢疾。

[穴位配伍] 配肾俞、委中、气海俞治腰背痛。

[准确定位] 在下腹部，脐中下 1 寸，前正中线旁开 0.5 寸。

[快速取穴] 仰卧位，从肚脐向下量 1 横指，前正中线左右旁开 0.5 寸处，按压有酸胀感。

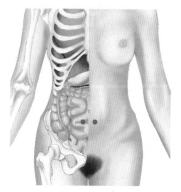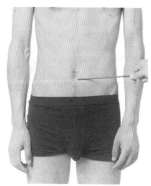

穴位养生方

用中指指腹按揉本穴，做环状运动，每次 1 ~ 3 分钟，每天坚持按摩，可以调理脾胃、助消化，还能缓解女性月经不调、腰腹疼痛等不适症状。

肓俞 KI16

通便止泻，理气止痛

[主治] 腹痛，呕吐，腹胀，痢疾，泄泻，便秘，疝气，月经不调，腰痛。

[穴位配伍] 配天枢、足三里、大肠俞治便秘、痢疾。

[准确定位] 在腹部，脐中旁开 0.5 寸。

[快速取穴] 仰卧位，脐中旁开 0.5 寸处，在腹直肌内侧缘，按压有酸胀感处即为本穴。

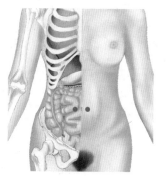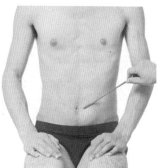

穴位养生方

用中指指腹按揉本穴，每次 5 ~ 10 分钟，长期坚持按摩，能利尿通便，预防便秘、腹胀，还能治疗月经不调。

130

商曲 KI17

健脾和胃，消积止痛

[主治] 胃痛，腹痛，腹胀，泄泻，便秘，痢疾，胃下垂，腹中积聚。

[穴位配伍] 配中脘、大横治腹痛、腹胀；配支沟治便秘；配大肠俞、天枢治泄泻、痢疾。

[准确定位] 在上腹部，脐中上 2 寸，前正中线旁开 0.5 寸。

[快速取穴] 仰卧位，从肚脐向上量 3 横指，前正中线左右旁开 0.5 寸处，按压有酸胀感。

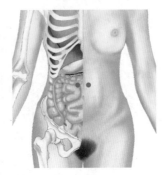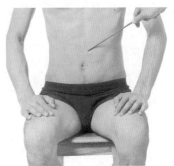

穴位养生方

用拇指指腹由上至下推擦本穴，每次 1～3 分钟，长期坚持按摩，能健脾和胃，远离便秘、痢疾。

石关 KI18

滋阴清热，和中化湿

[主治] 胃痛，呕吐，腹痛，腹胀，便秘，产后腹痛，不孕。

[穴位配伍] 配中脘、内关治胃痛、呕吐、腹胀；配三阴交、肾俞治不孕。

[准确定位] 在上腹部，脐中上 3 寸，前正中线旁开 0.5 寸。

[快速取穴] 仰卧位，从肚脐向上量 4 横指，前正中线左右旁开 0.5 寸处，按压有酸胀感。

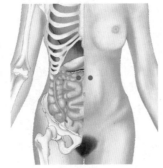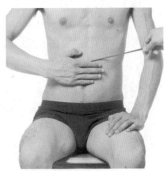

穴位养生方

用两手中指指腹相互叠加，用力按压本穴，至有酸胀感为宜，长期坚持按摩，能治疗脾胃虚弱，增强食欲，助消化。

阴都 KI19

调理肠胃，宽胸降逆

[主治] 胃痛，腹胀，肠鸣，腹痛，便秘。

[穴位配伍] 配中脘、天枢、足三里、四缝治纳呆及小儿疳积。

[准确定位] 在上腹部，脐中上4寸，前正中线旁开0.5寸。

[快速取穴] 仰卧位，在剑胸结合中点与肚脐连线的中点水平，前正中线再旁开0.5寸处，按压有酸胀感。

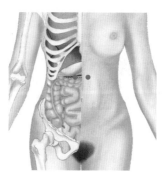
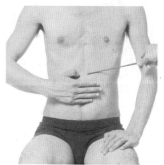

穴位养生方

用刮痧板隔着衣服由上至下刮拭本穴，每次3～5分钟，长期坚持可以健脾养胃，缓解胃痛、腹胀、肠鸣等胃肠不适症状。

腹通谷 KI20

健脾除湿，降逆止呕

[主治] 胃痛，消化不良，腹痛，腹胀，呕吐，心痛，心悸，胸痛，暴喑。

[穴位配伍] 配内关、中脘治胃气逆；配上脘、足三里治纳呆。

[准确定位] 在上腹部，脐中上5寸，前正中线旁开0.5寸。

[快速取穴] 仰卧位，从剑胸结合中点与肚脐连线的中点直上量1横指，再左右旁开0.5寸处，按压有酸胀感。

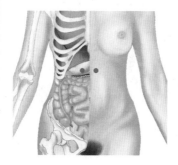
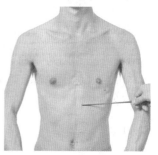

穴位养生方

用刮痧板隔着衣服由上至下刮拭本穴，每次3～5分钟，长期坚持可以疏通经络，调节脾、胃、肝等脏腑功能，远离胃肠疾病困扰。

幽门 KI21

健脾和胃,降逆止呕

[主治] 胃痛,腹痛,腹胀,呕吐,善哕,消化不良,泄泻,痢疾。

[穴位配伍] 配中脘、建里治胃痛、噎膈、呕吐;配天枢治腹胀、肠鸣、泄泻。

[准确定位] 在上腹部,脐中上6寸,前正中线旁开0.5寸。

[快速取穴] 仰卧位,在剑胸结合中点向下量3横指,再从前正中线旁开0.5寸处,按压有酸胀感。

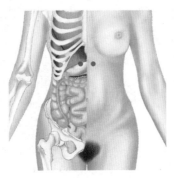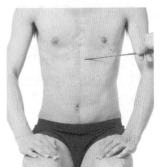

穴位养生方

两手食指指腹按压本穴,做环状运动,每次3～5分钟,长期坚持按摩,能增强脾胃功能,促进消化,远离胃肠疾病。

步廊 KI22

宽胸理气,止咳平喘

[主治] 胸痛,胸胁胀满,咳嗽,气喘,乳痈。

[穴位配伍] 配定喘、列缺治外感和内伤咳喘;配心俞、内关治胸痹、心悸怔忡。

[准确定位] 在胸部,第5肋间隙,前正中线旁开2寸。

[快速取穴] 仰卧位,从乳头向下摸1个肋间隙,该肋间隙中,由前正中线旁开3横指处,按压有酸胀感。

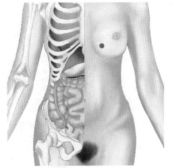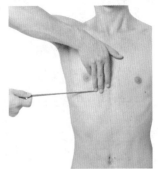

穴位养生方

两手食指指腹按揉本穴,每次3～5分钟,长期坚持按摩,能缓解咳嗽、气喘等不适,并能预防乳腺癌。

神封 KI23

通乳消痈，降逆平喘

[主治] 咳嗽，气喘，胸胁支满，呕吐，不嗜食，乳痈。

[穴位配伍] 配阳陵泉、支沟治胸胁胀痛。

[准确定位] 在胸部，当第4肋间隙，前正中线旁开2寸。

[快速取穴] 仰卧位，在平乳头的肋间隙中，前正中线旁开3横指处，按压有酸胀感。

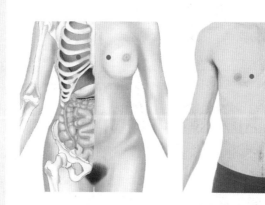

穴位养生方

用拇指指腹按揉本穴，每次3～5分钟，可以缓解气喘，长期坚持按摩，能提高肺活量。

灵墟 KI24

宽胸理气，清热降逆

[主治] 咳嗽，气喘，胸胁胀痛，呕吐，肋间神经痛，乳痈。

[穴位配伍] 配足三里、中脘、内关治呕吐、纳呆。

[准确定位] 在胸部，第3肋间隙，前正中线旁开2寸。

[快速取穴] 仰卧位，在平乳头的肋间隙，再向上数1个肋间隙，前正中线旁开3横指处，按压有酸胀感。

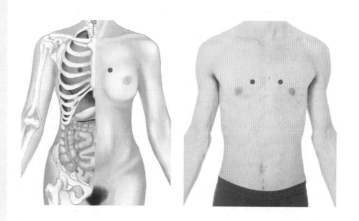

穴位养生方

用拇指指腹按揉本穴，每次5～10分钟，长期坚持按摩，能治疗风寒咳嗽，改善免疫力。

神藏 KI25

止咳平喘，降逆止呕

[主治] 胸胁支满，咳嗽，气喘，胸痛，呕吐，消化不良。

[穴位配伍] 配天突、内关、太冲治梅核气；配心俞、玉堂治胸痹。

[准确定位] 在胸部，当第2肋间隙，前正中线旁开2寸。

[快速取穴] 仰卧位，在平乳头的肋间隙，再向上数2个肋间隙，前正中线旁开3横指处，按压有酸胀感。

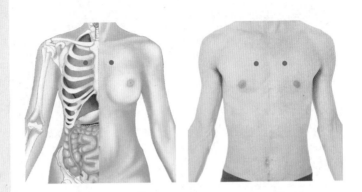

穴位养生方

用双手拇指指腹按揉本穴，每次5～10分钟，长期坚持按摩，能够改善免疫力，增加肺活量，远离疾病困扰。

彧中 KI26

止咳平喘，宽胸理气

[主治] 咳嗽，气喘，痰壅，胸胁胀满，痰涌。

[穴位配伍] 配风门、肺俞治外邪袭肺；配天突、间使、华盖治咽喉肿痛。

[准确定位] 在胸部，第1肋间隙，前正中线旁开2寸。

[快速取穴] 仰卧位，在平乳头的肋间隙，再向上数3个肋间隙，前正中线旁开3横指处，按压有酸胀感。

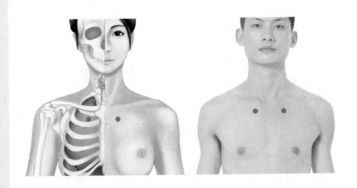

穴位养生方

用双手拇指指腹按揉本穴，每次3～5分钟，长期坚持按摩，能宽胸理气，增强心肺功能，改善胸胁胀满、心悸、气喘。

俞 府 KI27

[**准确定位**] 在胸部，锁骨下缘，前正中线旁开2寸。

[**快速取穴**] 仰卧位，先取云门，云门与前正中线的内 1/3 处凹陷处，按压有酸胀感。

止咳平喘，理气降逆

[**主治**] 咳嗽, 气喘, 胸痛, 呕吐。

[**穴位配伍**] 配天突、肺俞、鱼际治咳嗽、咽痛；配足三里、合谷治呕吐、呃逆。

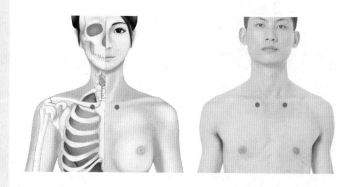

穴位养生方

用双手拇指指腹按揉本穴，每次 3 ~ 5 分钟，长期坚持按摩，可以益气养肺，缓解久咳不止、气喘、胸闷等不适症状，还可调理脾胃，增加食欲，助消化。

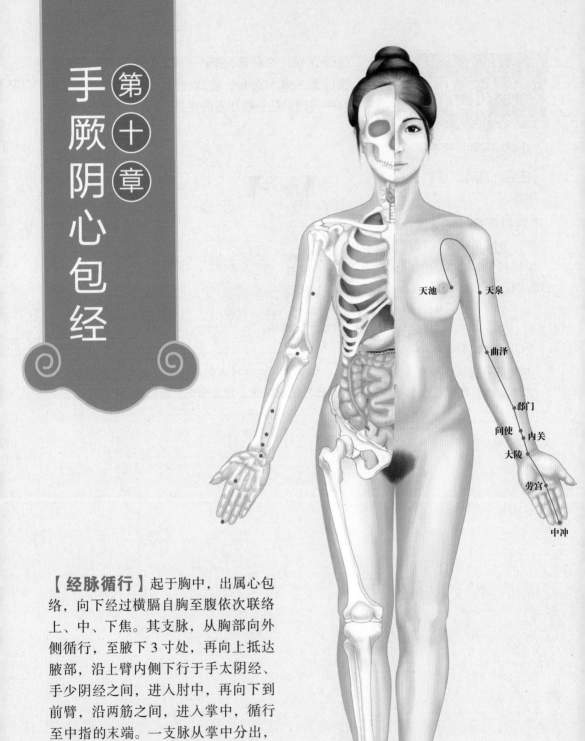

手厥阴心包经

第十章

天池　天泉

曲泽

郄门

间使　内关

大陵

劳宫

中冲

【经脉循行】起于胸中，出属心包络，向下经过横膈自胸至腹依次联络上、中、下焦。其支脉，从胸部向外侧循行，至腋下3寸处，再向上抵达腋部，沿上臂内侧下行于手太阴经、手少阴经之间，进入肘中，再向下到前臂，沿两筋之间，进入掌中，循行至中指的末端。一支脉从掌中分出，沿无名指到指端。

【疾病主治】心痛，心悸，胸闷；晕厥，癫痫，失眠；肘臂痛，手掌多汗；胃痛，口臭，咳喘，乳痈。

心包和心包经的作用

　　心包，是心脏外面的包膜。中医认为，心包有保护心脏的作用，亦为心脏的一部分。心包像内臣，负责传达君主的一切情志变化，所以心包能反映出心脏的早期变化。

　　心主"血脉"和"神明"，是人体的"君主"。中医认为，如果将心脏比作"君主"的话，心包就好比是"宫城"。心包是心的外卫，正常情况下有保护心脏、"代心行令"的功能，病理上有"代心受邪"的作用。

　　心包与心的病症是相类似的，但临床上运用时，心包偏重于功能性的症状，如失眠、多梦、易醒、难入睡、健忘等；心则偏重于器质性的症状，如心痛、心悸等。

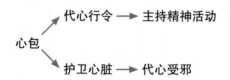

心包经的相关器官

　　心脏、肺。

心包经异常的信号

　　经络症：失眠、多梦、易醒、难入睡、健忘、口疮、口臭、经脉循行部位的疼痛等。

　　脏腑症：心烦、心悸、心翳、心痛、胸闷、神志失常等。心包气绝则眼大无神、直视，形体萎黄如烟熏。

　　亢进热证时症状：心烦，易怒，失眠，多梦，胸痛，头痛，上肢痛，目赤，便秘。

　　衰弱寒证时症状：心动过缓，眩晕，呼吸困难，上肢无力，胸痛，目黄，易醒，难入睡。

138

天池 PC1

活血化瘀，止咳平喘

[主治] 乳痈，乳汁分泌不足，腋下肿痛，肋间神经痛，咳嗽，气喘，痰多，心痛，胸闷，瘰疬。

[穴位配伍] 配内关治心胸疼痛；配膻中、少泽、乳根治乳痈。

[准确定位] 在胸部，第4肋间隙，前正中线旁开5寸。

[快速取穴] 侧坐位，在胸部，与乳头齐平的肋间隙即为第4肋间隙，再从锁骨中线外量1横指处，按压有酸胀感。

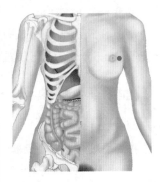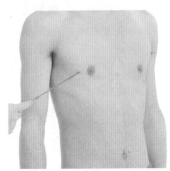

穴位养生方

以顺时针方向用手掌根旋转按摩，再以逆时针方向用手掌根旋转按摩，每次1～3分钟，每天坚持按摩，能有效防治乳腺增生。

天泉 PC2

理气活血，疏经活络

[主治] 心痛，心悸，咳嗽，上臂挛痛，胸胁胀满，胸背痛，上臂内侧痛等。

[穴位配伍] 配内关治心痛、心悸；配肺俞、支沟治咳嗽。

[准确定位] 在臂前区，腋前纹头下2寸，肱二头肌的长、短头之间。

[快速取穴] 伸臂仰掌，在腋前皱襞上端与曲泽的连线上，腋前皱襞向下量2寸处，肱二头肌的长、短头之间，按压有酸胀感。

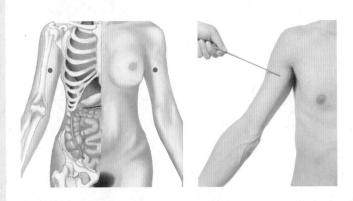

穴位养生方

用中指指腹按揉天泉，每次1～3分钟，每天坚持按摩，能增强心肌功能，疏通血脉，防治心血管疾病。

曲泽 PC3

通经活络，泻热除烦

[主治] 心痛，善惊，身热，心悸，心烦，咳喘，胃痛，呕吐，暑热病，肘臂挛痛，上肢颤动。

[穴位配伍] 配内关、大陵治心胸痛；配少商、尺泽、曲池治肘臂挛痛。

[准确定位] 在肘前区，肘横纹上，肱二头肌腱的尺侧缘凹陷中。

[快速取穴] 正坐伸肘、掌心向上，微屈约45°，以另一手轻握肘尖，四指在外，弯曲大拇指，用指尖垂直按压处即是。

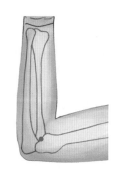
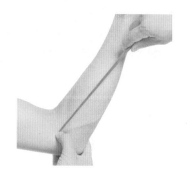

穴位养生方

用拇指垂直点压本穴，每次1～3分钟，长期坚持按摩，可以改善胸闷、心慌等症状，预防心血管疾病。

郄门 PC4

理气止血，安神止痛

[主治] 头痛，心悸，胸痛，呕吐，咯血，肘臂痛，腋肿。

[穴位配伍] 配内关、曲泽治心痛、心悸。

[准确定位] 在前臂前区，腕掌侧远端横纹上5寸，掌长肌腱与桡侧腕屈肌腱之间。

[快速取穴] 伸肘，微屈腕握拳，曲泽与大陵的连线中点处再向下量1横指（拇指），掌长肌腱与桡侧腕屈肌腱之间的凹陷中，按压有酸胀感。

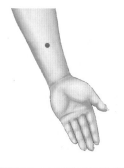
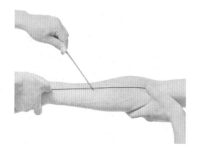

穴位养生方

用拇指按揉本穴，每次1～3分钟，每天坚持按摩，能有效缓解手臂肌肉痛，远离心悸、心绞痛。

140

间使 PC5

清心安神, 活血通络

[主治] 心痛, 心悸, 胃痛, 呕吐, 热病, 疟疾, 癫狂痫, 腋肿, 肘挛, 臂痛。

[穴位配伍] 配心俞、内关、少府治心痛、心悸; 配支沟治疟疾。

[准确定位] 在前臂前区, 腕掌侧远端横纹上3寸, 掌长肌腱与桡侧腕屈肌腱之间。

[快速取穴] 腕掌侧远端横纹上4指, 掌长肌腱和桡侧腕屈肌腱之间取穴。

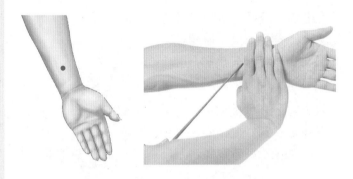

穴位养生方

用拇指指腹按压本穴, 每次1~3分钟, 长期坚持按摩, 可以缓解心痛、心悸, 治疗胃痛、呕吐。

内关 PC6

宽胸理气, 宁心安神

[主治] 心悸, 心痛, 胸痛, 胃痛, 呕吐, 呃逆, 失眠, 癫狂, 眩晕, 中风, 肘臂挛痛, 手指麻木。

[穴位配伍] 配外关、曲池治上肢疼痛; 配中脘、足三里治胃脘痛、呕吐。

[准确定位] 在前臂前区, 腕掌侧远端横纹上2寸, 掌长肌腱与桡侧腕屈肌腱之间。

[快速取穴] 将右手三个手指头并拢, 无名指放在左手腕横纹上, 这时右手食指和左手手腕交叉点的中点, 就是内关穴。

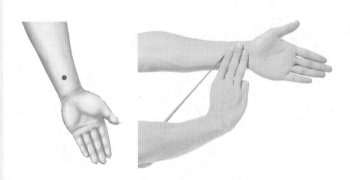

穴位养生方

内关穴是手厥阴心包经上的重要穴位, 是治疗多种疾病的首选按摩穴位。经常按摩内关能起到保护心脏的作用, 适合老年人保健用。

大陵 PC7

清心降火，清除口臭

[主治] 失眠，心痛，心悸，胸闷，癫狂痫，呕吐，胃痛，手臂挛痛。

[穴位配伍] 配间使、丰隆、心俞治癫痫；配内关、曲泽治手腕痛。

[准确定位] 在腕前区，腕掌侧远端横纹中，掌长肌腱与桡侧腕屈肌腱之间。

[快速取穴] 正坐，手平伸，掌心向上，轻握拳，用另一手握手腕处，四指在外，弯曲大拇指，以指尖（或指甲尖）垂直掐按两肌腱之间的凹陷处即是。

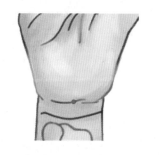
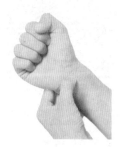

劳宫 PC8

清心开窍，除烦泻热

[主治] 中风昏迷，中暑，心悸，心痛，呕吐，口疮，口臭，手指麻木。

[穴位配伍] 配水沟、十宣、曲泽治昏迷。

[准确定位] 在掌区，横平第3掌指关节近端，第2、第3掌骨之间偏于第3掌骨。

[快速取穴] 手平伸，掌心向上，轻握拳，屈向掌心，中指所对应的掌心的位置即是劳宫。

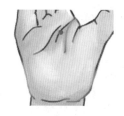
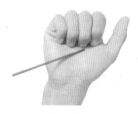

中冲 PC9

泻热清心，醒神通络

[主治] 昏迷，中暑，舌下肿痛，热病，癫痫，小儿惊风。

[穴位配伍] 配内关、水沟治中暑、昏迷。

[准确定位] 在手指，中指末端最高点。

[快速取穴] 手平伸，掌心向上，微曲45°，用另一手轻握，四指轻扶指背，弯曲大拇指，用指甲尖垂直掐按中指端的正中即是。

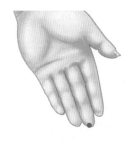
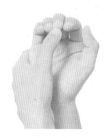

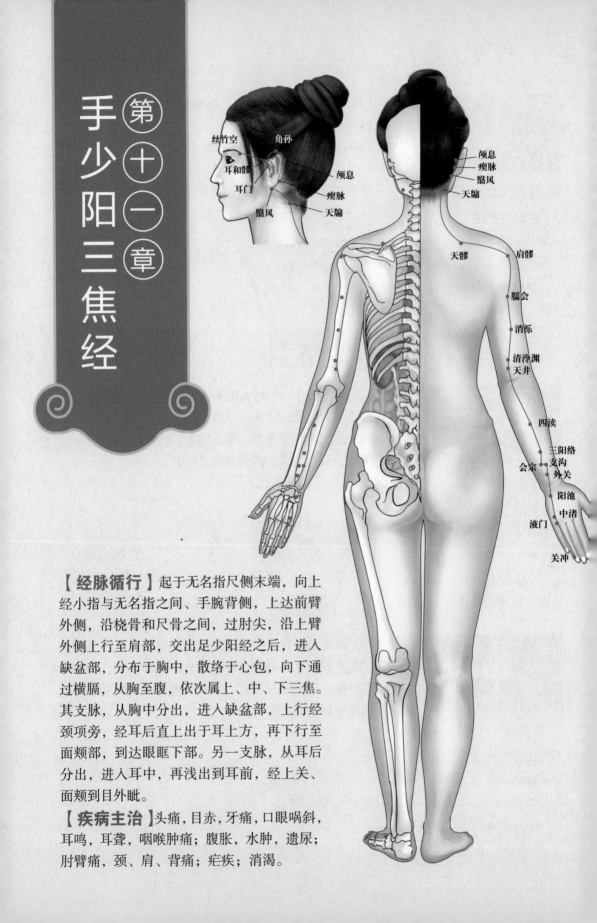

手少阳三焦经

第十一章

丝竹空 **角孙**
耳和髎 **颅息**
耳门 **瘈脉**
翳风 **天牖**

颅息
瘈脉
翳风
天牖

天髎 **肩髎**

臑会

消泺

清泠渊
天井

四渎

三阳络
会宗 **支沟**
外关
阳池
中渚
液门

关冲

【**经脉循行**】起于无名指尺侧末端，向上经小指与无名指之间、手腕背侧，上达前臂外侧，沿桡骨和尺骨之间，过肘尖，沿上臂外侧上行至肩部，交出足少阳经之后，进入缺盆部，分布于胸中，散络于心包，向下通过横膈，从胸至腹，依次属上、中、下三焦。其支脉，从胸中分出，进入缺盆部，上行经颈项旁，经耳后直上出于耳上方，再下行至面颊部，到达眼眶下部。另一支脉，从耳后分出，进入耳中，再浅出到耳前，经上关、面颊到目外眦。

【**疾病主治**】头痛，目赤，牙痛，口眼㖞斜，耳鸣，耳聋，咽喉肿痛；腹胀，水肿，遗尿；肘臂痛，颈、肩、背痛；疟疾；消渴。

三焦与三焦经的作用

中医学中一般将膈以上的部位称作"上焦"，包括心、肺；中焦是指膈以下至脐的腹部，包括脾、胃等；下焦一般指脐以下的部位，包括肾、大肠、小肠、膀胱等。上焦主宣发卫气，敷布水谷精微和津液，发挥营养和滋润全身的作用，如雾露之溉，故称"上焦如雾"；中焦具有消化、吸收并输布水谷精微和津液，从而化生气血的作用，如酿酒一样，故称"中焦如沤"；下焦的主要功能是泌别清浊，排泄糟粕和尿液，有如水浊不断向外排泄，故称"下焦如渎"。

三焦有疏通水道、运行水液的作用。三焦相当于人体的渗透系统，掌握水分和可溶性物质的正常进出，起着调节内分泌的作用，内分泌失调就会影响全身各部位正常运转，出现各种全身症状，故有"疑难杂症找三焦"之说。

$$三焦 \longrightarrow 通调水道 \longrightarrow \begin{cases} 上焦 \xrightarrow{主} 心、肺 \\ 中焦 \xrightarrow{主} 脾、胃 \\ 下焦 \xrightarrow{主} 肠、肝、肾、膀胱、女子胞等 \end{cases}$$

三焦经的相关器官

耳、眼、喉。

三焦经异常的信号

经络症：偏头痛，耳鸣，耳聋，咽喉肿痛，眼痛等头面五官病症，以及经络循行部位的颈项痛、肩背痛、肘臂痛等。

脏腑症：上焦失调容易心烦胸闷，心悸咳喘；中焦失调容易脾胃胀痛，不思饮食；下焦失调容易水肿，遗尿，大小便异常等。上焦气绝则喜噫，中焦气绝则不能食，下焦气绝则二便失禁。

亢进热证时症状：耳鸣，耳痛，头痛，目赤，上肢痛，胁痛，食欲下降，失眠，目赤肿痛。

衰弱寒证时症状：上肢麻木无力，面色白，呼吸表浅，怕冷，尿少，身体倦怠，忧郁，肌肉松弛无力，听力障碍。

关冲 TE1

清热解毒，醒神开窍

[主治] 口干，头痛，肘臂痛，头晕，视物不明，结膜炎，耳鸣，耳聋，热病，中暑。

[穴位配伍] 配人中、劳宫治中暑；配风池、商阳治热病。

[准确定位] 在手指，第4指末节尺侧，指甲根角侧上方0.1寸。

[快速取穴] 正坐，举臂屈肘，掌心朝下，在自己的胸前，用另一手四指轻抬四指端，弯曲大拇指，以指甲尖掐按无名指指甲根旁即是。

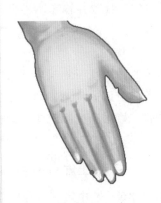 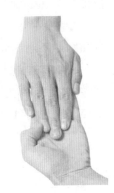

穴位养生方

用一手手指捻按另一手无名指指甲尺侧刺激本穴，每次1~3分钟，每天坚持按摩，可缓解心烦、耳鸣、头痛等症状，对女性更年期症状也有改善作用。

液门 TE2

疏风散邪，清火散热

[主治] 头痛，目眩，热病汗不出，咽喉肿痛，口疮，牙痛，目赤，耳鸣，耳聋，疟疾，手臂疼痛。

[穴位配伍] 配鱼际治咽喉肿痛。

[准确定位] 在手背，第4、第5指间，指蹼缘上方赤白肉际中。

[快速取穴] 正坐，伸手屈肘向自己胸前，掌心向下。轻握拳，用另一手轻扶小指侧掌心处，弯曲大拇指，用指尖或指甲尖垂直掐按两指间凹陷处即是。

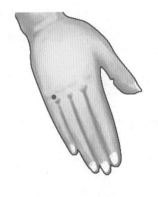 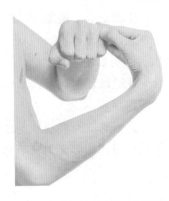

穴位养生方

用拇指按压本穴，每次左右各1~3分钟，长期坚持，能缓解手臂疼痛，远离疟疾、喉痹。

中渚 TE3

清热散邪，聪耳明目

[主治] 头痛，眩晕，耳聋，耳鸣，咽喉痛，失眠，热病，疟疾，手指不能屈伸，肩背疼痛。

[穴位配伍] 配角孙治耳鸣、耳聋。

[准确定位] 在手背，第4、第5掌骨间，第4掌指关节近端凹陷中。

[快速取穴] 正坐，掌心向内。将另一手拇指置于掌心，另外四指并拢置于掌背，食指指尖置于液门处，无名指指尖所在的位置即是。

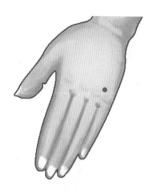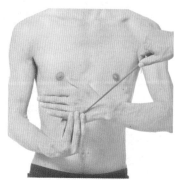

穴位养生方

用拇指指腹按压本穴，每次1～3分钟，每天早、晚各1次，长期坚持按摩，可缓解肩、背、肘臂酸痛，手指不能屈伸，预防肩周炎、关节肿痛。

阳池 TE4

清热解毒，舒筋活络

[主治] 腕痛无力，肩臂痛不得举，耳聋，耳鸣，目赤肿痛，咽喉肿痛，偏头痛，消渴。

[穴位配伍] 配合谷、曲池治手臂疼痛。

[准确定位] 在腕后区，腕背侧远端横纹上，指伸肌腱的尺侧缘凹陷中。

[快速取穴] 正坐，手平伸，屈肘向内，翻掌，掌心向下，用另一手轻握手腕处，四指在下，拇指在上，弯曲大拇指，以指尖垂直按指伸肌腱的尺侧凹陷处即是。

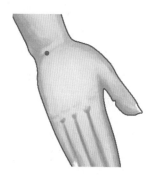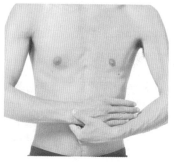

穴位养生方

一手握住腕关节，用拇指指端垂直用力按压本穴，每次1～3分钟，左右手各1次，每天坚持按摩，能促进血液循环，改善手脚冰冷等阳虚症状。

外关 TE5

清热解表，通经活络

[主治] 感冒，头痛，目赤肿痛，耳鸣，耳聋，胁肋痛，牙痛，上肢痹痛，手颤，急性腰扭伤，落枕，热病。

[穴位配伍] 配足临泣治颈项强痛；配大椎、曲池治外感热病。

[准确定位] 在前臂后区，腕背侧远端横纹上2寸，尺骨与桡骨间隙中点。

[快速取穴] 抬臂，从腕背横纹中点直上量3横指处，在前臂尺骨与桡骨间隙中点，与内关相对，用力按压有酸胀感。

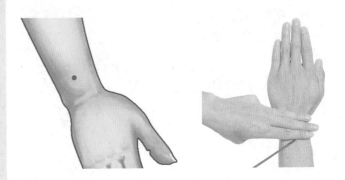

穴位养生方

用拇指指尖点揉本穴，每次1～3分钟，早、晚各1次，每天坚持按摩，可以疏通血脉，使关节活动灵活，预防手颤、手指疼痛。

支沟 TE6

清热理气，降逆通便

[主治] 便秘，耳聋，耳鸣，咽喉肿痛，肩臂痛，心绞痛，肋间神经痛，暴喑，热病，瘰疬。

[穴位配伍] 配天枢、足三里治便秘。

[准确定位] 在前臂后区，腕背侧远端横纹上3寸，尺骨与桡骨间隙中点。

[快速取穴] 从腕背侧远端横纹向上量4指，尺骨与桡骨间隙的中点处即是。

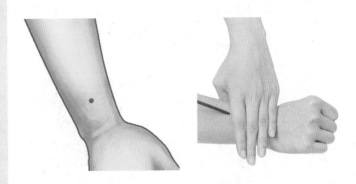

穴位养生方

用拇指指腹按揉本穴，每次1～3分钟，每天坚持按摩，能够润肠排毒，缓解便秘，促进新陈代谢，还可预防面部色斑。

会宗 TE7

清热解痉，聪耳通络

[主治] 耳鸣,耳聋,癫痫,咳嗽,气喘,上肢痹痛。

[穴位配伍] 配听会、耳门、听宫治耳鸣、耳聋；配大包治上肢痹痛。

[准确定位] 在前臂后区，腕背侧远端横纹上3寸，尺骨的桡侧缘。

[快速取穴] 抬臂，在阳池与肘尖的连线上，腕背侧远端横纹上4指，前臂尺骨的桡侧缘，用力按压有酸胀感。

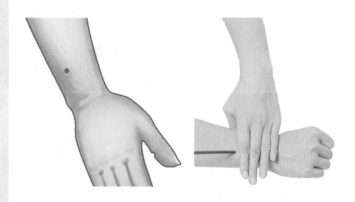

穴位养生方

用拇指指腹按揉本穴，每次1～3分钟，每天坚持按摩，能够预防耳聋、耳鸣，缓解上肢麻木、痹痛。

三阳络 TE8

清热醒神，疏通经络

[主治] 头痛,耳聋,暴喑,牙痛,项强,上肢麻木,肩背痛。

[穴位配伍] 配曲池、合谷、肩井治上肢不遂。

[准确定位] 在前臂后区，腕背侧远端横纹上4寸，尺骨与桡骨间隙中点。

[快速取穴] 抬臂，从掌背横纹中点直上量4横指处为支沟，从支沟向上量1寸处，尺骨与桡骨间隙中点，按压有酸胀感。

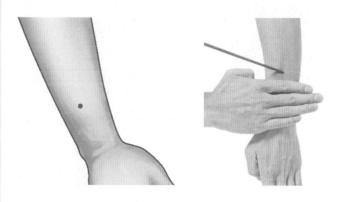

穴位养生方

用拇指指腹垂直掐按本穴，可缓解牙痛，每天坚持按摩，能有效预防龋齿，改善听力减退，还能舒经活络，治疗手臂疼痛。

四渎 TE9

疏通经络，聪耳利咽

[主治] 偏头痛，眩晕，耳聋，耳鸣，咽喉肿痛，牙痛，上肢痹痛，暴喑。

[穴位配伍] 配三阳络、阳溪治上肢痹痛。

[准确定位] 在前臂后区，肘尖下 5 寸，尺骨与桡骨间隙中点。

[快速取穴] 在前臂背侧，当阳池与肘尖连线中点处，再向上量 1 横指，尺骨与桡骨间隙中点，按压有酸胀感。

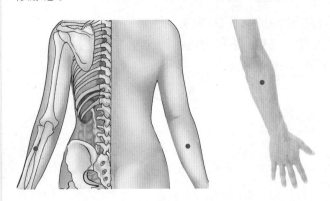

穴位养生方

用拇指指腹按揉本穴，每次 1～3 分钟，每天坚持按摩，能够预防偏头痛、眩晕，改善上肢痹痛症状。

天井 TE10

行气散结，安神通络

[主治] 偏头痛，目痛，癫痫，耳聋，瘰疬，落枕，颈肩背痛，肘关节疼痛，偏头痛，胁肋痛。

[穴位配伍] 配率谷治偏头痛。

[准确定位] 在肘后区，肘尖上 1 寸凹陷中。

[快速取穴] 肘后，从肘尖直上量 1 横指处的凹陷中即是。

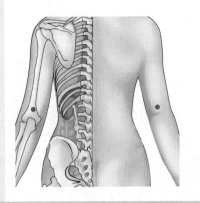
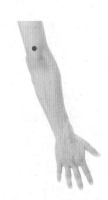

穴位养生方

用中指指腹点压、按揉本穴，做环状运动，每次左右各 1～3 分钟，每天坚持按摩，能行气散结，缓解头、颈、肩部疼痛。

清泠渊 TE11

清热散风，疏通经络

[主治] 头痛，目痛，上肢痹痛，胁痛。

[穴位配伍] 配肩髎、养老、合谷治上肢痹痛。

[准确定位] 在臂后区，肘尖与肩峰角连线上，肘尖上2寸。

[快速取穴] 坐位，以手叉腰，肘尖与肩峰角连线上，肘尖上量3横指处，按压有酸胀感。

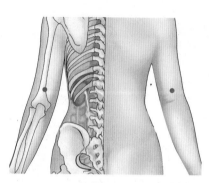
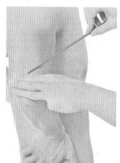

穴位养生方

用中指指腹按压本穴，每次左右各按1～3分钟，可缓解上肢痹痛，还能预防头痛、耳鸣。

消泺 TE12

清热醒神，疏通经络

[主治] 头痛，牙痛，项强，上肢麻木，肩背痛。

[穴位配伍] 配肩髎、肩髃、臑会治肩臂痛。

[准确定位] 在臂后区，肘尖与肩峰角连线上，肘尖上5寸。

[快速取穴] 侧坐位，在臂外侧，肘尖和肩峰连线上，肘尖上7横指处，按压有酸胀感。

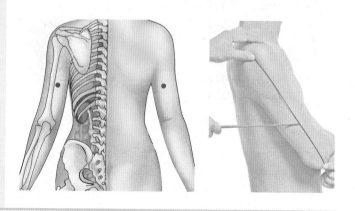

穴位养生方

用中指指腹按压本穴，每次左右各按1～3分钟，可缓解肩背疼痛，长期坚持按摩，能疏通血脉，远离疼痛困扰。

臑会 TE13

化痰散结，疏通经络

[主治] 瘿气，瘰疬，上肢痹痛，肩周炎，腋下痛，目疾。

[穴位配伍] 配肩处俞、肩贞、肩髎治肩周炎；配肘髎、外关治肘臂挛痛。

[准确定位] 在臂后区，肩峰角下3寸，三角肌的后下缘。

[快速取穴] 抬臂屈肘，稍用力，可见上臂外侧上端有一三角形肌肉（三角肌），该肌肉下缘与肱骨的交点处，按压有酸胀感。

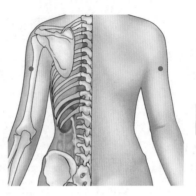
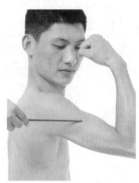

穴位养生方

用中指指腹按压本穴，每次左右各按1～3分钟，长期坚持按摩，能够缓解肩周疼痛，预防上肢痹痛。

肩髎 TE14

祛风利湿，疏通经络

[主治] 肩臂挛痛不遂，胁肋疼痛。

[穴位配伍] 配肩井、天池、养老治上肢不遂、肩周炎。

[准确定位] 在三角肌区，肩峰角与肱骨大结节两骨间凹陷中。

[快速取穴] 站立，将两手手臂伸直，肩峰的后下方会有凹陷，肩髎穴就位于此凹陷处。

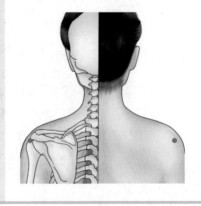
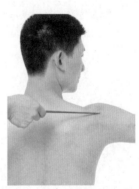

穴位养生方

用拇指、食指和中指拿捏本穴，每次3～5分钟，长期坚持按摩，能疏通血脉，缓解肩臂疼痛，预防肩周炎。

天髎 TE15

[准确定位] 在肩胛区,肩胛骨上角骨际凹陷中。

[快速取穴] 坐位或俯卧位,在肩胛区,肩井与曲垣中间,肩胛骨的内上角端,按压有酸胀感。

祛风利湿,疏通经络

[主治] 肩臂痛,胁肋疼痛,颈项强急。

[穴位配伍] 配秉风、天宗、曲垣治肩臂痛。

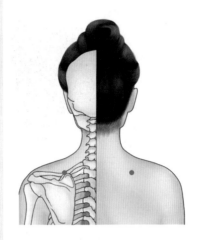
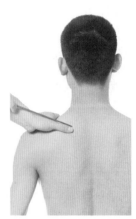

穴位养生方

用拇指指腹按揉本穴,每次3分钟,长期坚持按摩,可以缓解颈项强痛,预防肩关节炎。

天牖 TE16

[准确定位] 在颈部,横平下颌角,胸锁乳突肌的后缘凹陷中。

[快速取穴] 侧坐或俯卧位,在耳后乳突后下方,横平下颌角,胸锁乳突肌的后缘凹陷中,按压有酸胀感。

通利耳窍,祛风泻热

[主治] 耳鸣,耳聋,口眼㖞斜,颊肿,牙痛,瘰疬,鼻衄,喉痹,肩背痛。

[穴位配伍] 配外关、率谷治偏头痛;配听宫、听会治耳鸣、耳聋。

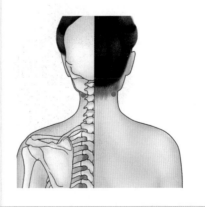
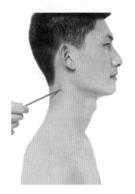

穴位养生方

用拇指指腹轻轻按揉本穴,每次3~5分钟,长期坚持按摩,可有效缓解肩颈不适,治疗头晕、耳聋。

翳风 TE17

通利耳窍，祛风泻热

[主治] 耳鸣，耳聋，口眼㖞斜，颊肿，牙痛，瘰疬，下颌关节炎，面神经麻痹，头痛。

[穴位配伍] 配地仓、承浆、水沟治口噤不开。

[准确定位] 在颈部，耳垂后方，乳突下端前方凹陷中。

[快速取穴] 侧坐位，张口取穴，将耳垂向后按，正对耳垂边缘的凹陷处，按压有酸胀感。

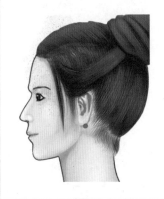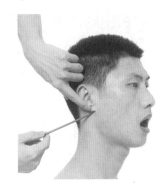

穴位养生方

用中指指腹轻轻按揉本穴，每次3分钟，每天坚持按摩，可以改善听力，疏通面部经络，远离颊肿、口眼㖞斜。

瘛脉 TE18

息风止痉，活络通窍

[主治] 小儿惊风，头痛，耳鸣，耳聋。

[穴位配伍] 配翳风、耳门、听宫、听会治耳聋。

[准确定位] 在头部，乳突中央，角孙与翳风沿耳轮弧形连线的上 2/3 与下 1/3 的交点处。

[快速取穴] 侧坐位，在头部，乳突中央，耳后与外耳道口平齐处，按压有酸胀感。

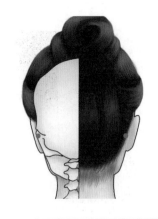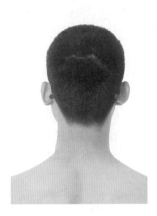

穴位养生方

用中指指腹轻轻按揉本穴，每次3分钟，每天坚持按摩，能疏通经络，改善听力减退，预防耳疾、头痛。

颅息 TE19

通窍聪耳，泻热镇惊

[主治] 头痛，耳鸣，耳聋，小儿惊风，瘛疭。

[穴位配伍] 配太冲治小儿惊痫、呕吐涎沫；配风池、太阳治偏头痛。

[准确定位] 在头部，角孙与翳风沿耳轮弧形连线的上 1/3 与下 2/3 的交点处。

[快速取穴] 站立，将食指和中指并拢，平贴于耳后根处，食指指尖所在的位置即是。

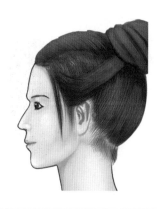
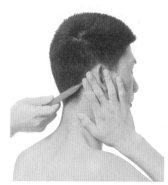

穴位养生方

用中指、食指指腹贴于耳后根按揉本穴，每次 1 ~ 3 分钟，长期坚持按摩，能调理耳疾、头痛、小儿惊风等疾病。

角孙 TE20

清热散风，消肿止痛

[主治] 目翳，痄腮，齿龈肿痛，口腔炎，偏头痛，目赤肿痛。

[穴位配伍] 配足临泣、太冲、率谷治眩晕。

[准确定位] 在头部，耳尖正对发际处。

[快速取穴] 侧坐位，折耳郭向前，耳尖尽处，张口时有凹陷处，按压有酸胀感。

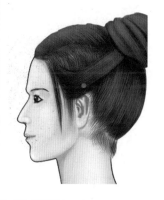
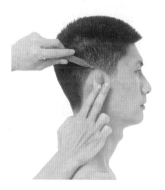

穴位养生方

用拇指指腹按揉本穴，每次 1 ~ 3 分钟，长期坚持按摩，可缓解耳、眼等部位疼痛，并能有效治疗偏头痛。

154

耳门 TE21

开窍聪耳，泻热活络

[主治] 耳鸣,耳聋,聤耳,牙痛,颈颔痛。

[穴位配伍] 配丝竹空治牙痛。

[准确定位] 在耳区，耳屏上切迹与下颌骨髁突之间的凹陷中。

[快速取穴] 正坐，耳屏上缘前方，张口有凹陷处。

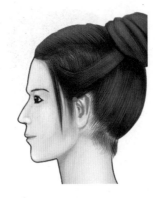
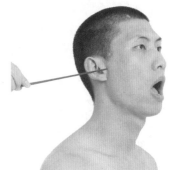

穴位养生方

如果感冒后耳朵堵得厉害，可以每天按揉双侧风池和耳门 3 分钟，有助于缓解症状。

耳和髎 TE22

祛风通络，消肿止痛

[主治] 头痛，耳鸣，外耳道炎，牙关紧闭，面肌痉挛，面神经麻痹，下颌关节炎。

[穴位配伍] 配养老、完骨治耳聋。

[准确定位] 在头部，鬓发后缘，耳郭根的前方，颞浅动脉的后缘。

[快速取穴] 侧坐位，在头侧部，鬓发后缘，平耳郭根的前方，颞浅动脉的后缘，按压有酸胀感的位置。

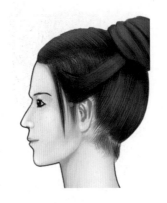
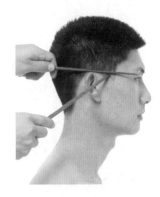

穴位养生方

用食指指腹按揉本穴，每次 1~3 分钟，长期坚持，可预防耳鸣、头痛。

丝竹空 TE23

祛风镇惊，清头明目

[主治] 头痛，头晕，目眩，目赤疼痛，目翳，牙痛。

[穴位配伍] 配合谷、颊车、下关治牙痛。

[准确定位] 在面部，眉梢凹陷中。

[快速取穴] 正坐，举双手，四指指尖朝上，掌心向内，大拇指指腹所按两边眉梢外端凹陷处即是。

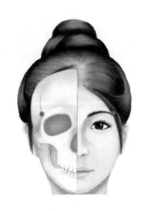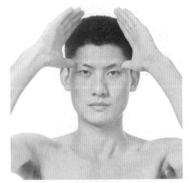

穴位养生方

用拇指指腹由外向内按揉本穴，每次 3 分钟，每天坚持按摩，可以预防面神经麻痹，减少鱼尾纹，治疗牙齿疼痛。

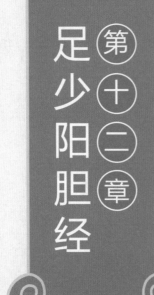

足少阳胆经

第十二章

1. 上关
2. 颔厌
3. 悬颅
4. 悬厘
5. 曲鬓
6. 率谷
7. 天冲
8. 浮白
9. 头窍阴
10. 完骨
11. 本神

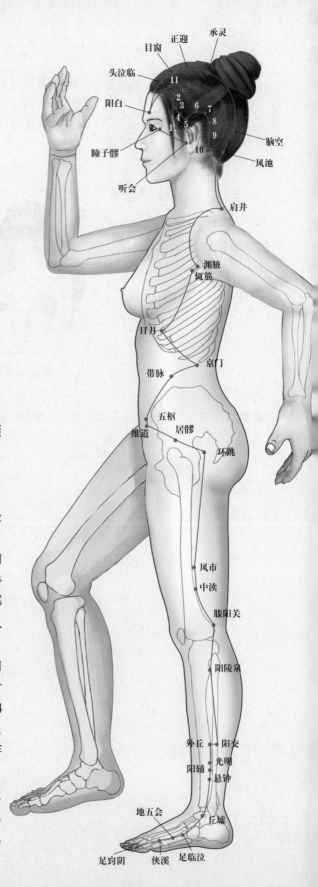

承灵
正迎
目窗
头泣临
阳白
瞳子髎
听会
脑空
风池
肩井
渊腋
辄筋
日月
京门
带脉
五枢
居髎
维道
环跳
风市
中渎
膝阳关
阳陵泉
外丘 阳交
光明
阳辅 悬钟
丘墟
地五会
足窍阴 侠溪 足临泣

【经脉循行】起于目外眦，上行额角部，下行至耳后，沿颈项部至肩上，下入缺盆。耳部分支，从耳后进入耳中，出走耳前到目外眦后方。外眦部支脉，从目外眦下走大迎，会合于手少阳经到达目眶下，行经颊车，由颈部下行，与前脉在缺盆部会合，再向下进入胸中，穿过横膈，络肝，属胆，再沿胁肋内下行至腹股沟动脉部，绕外阴部毛际横行入髋关节部。其直行经脉从缺盆下行，经腋部、侧胸部、胁肋部，再下行与前脉会合于髋关节部，再向下沿着大腿外侧、膝外缘下行经腓骨之前，至外踝前，沿足背部，止于第4趾外侧端。足背部分支，从足背上分出，沿第1、第2跖骨间，出于大趾端，穿过趾甲，出趾背毫毛部。

【疾病主治】头痛，眩晕，口眼㖞斜，耳鸣，耳聋，牙痛，眼科疾病；月经不调，白带过多；癫痫，多梦；颈、肩、背痛，腰痛，下肢麻木；乳痛。

胆和胆经的作用

胆者，中正之官，在精神意识活动过程中具有判断事物、做决定的作用。《黄帝内经》讲："凡十一脏，取决于胆也。"意思是五脏的神志活动取决于胆，五脏中心藏神，肝藏魂，肺藏魄，脾藏意，肾藏志。人的这些精神意识活动要有一定的主见和决断能力。

胆汁生成于肝脏，贮存于胆，在消化食物过程中向小肠排泄，以促进饮食水谷的消化和吸收。胆汁的排泄有赖于肝的疏泄功能的控制和调节，若肝失疏泄，脾气郁结，则胆汁排泄不利，出现胸胁胀满、食欲减退、腹胀、便溏等。

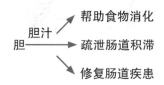

胆——胆汁——→ 帮助食物消化
　　　　——→ 疏泄肠道积滞
　　　　——→ 修复肠道疾患

胆经的相关器官

眼、耳、喉、肝、胆。

胆经异常的信号

经络症：口苦，口干，偏头痛，白发，脱发，怕冷怕热，经脉循行部位的腋下肿痛，膝、踝关节痛，坐骨神经痛等。

脏腑症：胸胁苦满，胆怯易惊，不欲饮食，善太息，失眠，易怒，皮肤萎黄，便秘等。胆气绝则眉倾毛落。

亢进热证时症状：口苦，胸胁胀满，颈、下颌、咽喉不适，失眠，头痛，便秘，下肢外侧痛，足下热。

衰弱寒证时症状：虚弱，关节肿胀，下肢无力，目黄，吐苦水，嗜睡，夜汗，惊悸，呼吸沉闷，便溏。

瞳子髎 GB1

疏散风热，明目退翳

[主治] 头痛,目赤,目痛,羞明流泪,远视不明,目翳。

[穴位配伍] 配合谷、临泣、睛明治白内障。

[准确定位] 在面部，目外眦外侧 0.5 寸凹陷中。

[快速取穴] 正坐仰靠位，在面部，闭目，当眼角纹处，按压有酸胀感。

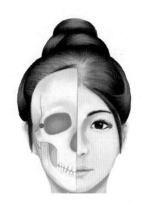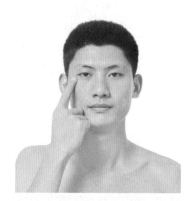

穴位养生方

用中指指腹按揉本穴，每次 1 ~ 3 分钟，可以缓解眼部疲劳，促进眼部血液循环，淡化眼角纹。

听会 GB2

开窍聪耳，活络安神

[主治] 耳鸣，耳聋，耳道流脓，牙痛，下颌脱臼，口眼㖞斜，面痛，头痛。

[穴位配伍] 配耳门、听宫治耳鸣、耳聋。

[准确定位] 在面部，耳屏间切迹与下颌骨髁突之间的凹陷中。

[快速取穴] 侧坐位，张口取穴，手置于耳屏下方、下颌骨髁突后缘，按压有一凹陷，张口时凹陷更明显，按压有酸胀感。

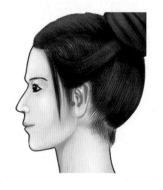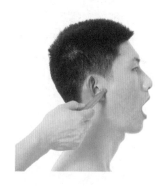

穴位养生方

用中指指腹按压本穴，每次 1 ~ 3 分钟，再配合太冲、行间按摩，可以缓解牙痛、头痛等。

上关 GB3

通利耳窍，散风通络

[主治] 头痛,耳鸣,耳聋,聤耳,口眼㖞斜,面痛,牙痛。

[穴位配伍] 配肾俞、翳风、太溪、听会治耳鸣、耳聋。

[准确定位] 在面部，颧弓上缘中央凹陷中。

[快速取穴] 正坐位，从耳屏向前量2横指，耳前颧弓上侧可触及一凹陷，张口时凹陷更明显，按压有酸胀感。

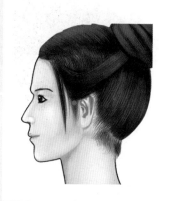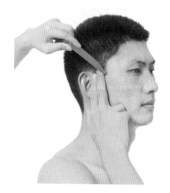

穴位养生方

用中指指腹轻柔按摩本穴，每次3～5分钟，长期坚持按摩，可以预防视力减退，远离耳、口、面部疾病。

颔厌 GB4

清热散风，通络止痛

[主治] 头痛,眩晕,目外眦痛,牙痛,耳鸣,惊痫。

[穴位配伍] 配悬颅治偏头痛；配外关、风池治眩晕。

[准确定位] 在头部，从头维至曲鬓弧形连线（其弧度与鬓发弧度相应）的上1/4与下3/4的交点处。

[快速取穴] 侧坐或侧卧位，先取头维与曲鬓，在头维与曲鬓的弧形连线上1/4与下3/4的交点处，咀嚼时其处有动感。

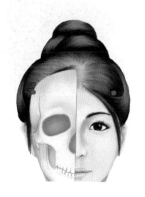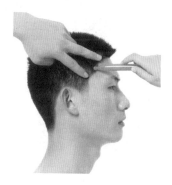

穴位养生方

用中指指腹按压本穴，每次1~3分钟，能缓解头痛、眩晕症状。

160

悬颅 GB5

疏通经络，清热散风

[主治] 偏头痛，面肿，目外眦痛，牙痛。

[穴位配伍] 配合谷、曲池治头痛。

[准确定位] 在头部，从头维至曲鬓弧形连线（其弧度与鬓发弧度相应）的中点处。

[快速取穴] 侧坐或侧卧位，先取头维与曲鬓，在头维与曲鬓的弧形连线中点处，按压有酸胀感。

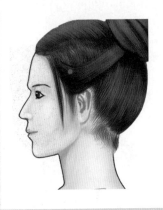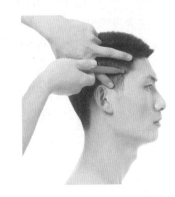

穴位养生方

用食指和中指置于本穴上，轻柔按揉1～3分钟，长期坚持按摩，能有效治疗偏头痛、面肿、目外眦痛。

悬厘 GB6

疏通经络，清热散风

[主治] 偏头痛，面肿，目赤肿痛，耳鸣。

[穴位配伍] 配鸠尾治偏头痛。

[准确定位] 在头部，从头维至曲鬓的弧形连线（其弧度与鬓发弧度相应）的上3/4与下1/4的交点处。

[快速取穴] 侧坐或侧卧位，先取悬颅与曲鬓，在悬颅至曲鬓的弧形连线的上3/4与下1/4交点处，按压有酸胀感。

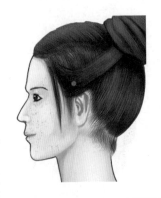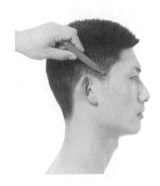

穴位养生方

用刮痧板从上至下刮拭本穴1～3分钟，每天坚持刮拭可消除疲劳，促进头部血液循环，还能益智健脑，预防记忆力减退。

曲鬓 GB7

清热止痛，活络通窍

[**主治**] 头痛，颊颔肿，牙关紧闭，呕吐，牙痛，目赤肿痛。

[**穴位配伍**] 配风池、太冲治目赤肿痛；配下关、合谷、太冲治头痛。

[**准确定位**] 在头部，耳前鬓角发际后缘与耳尖水平线的交点处。

[**快速取穴**] 侧坐位，穴位在头部，耳前鬓角发迹后缘的垂线与耳尖水平线的交点处，按压有酸胀感。

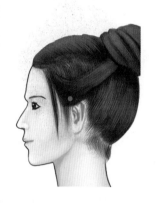 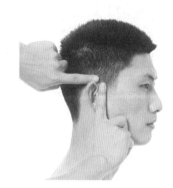

穴位养生方

用中指指腹按揉本穴，经常坚持按摩，能预防头痛，缓解用眼疲劳。

率谷 GB8

清热息风，通经活络

[**主治**] 头痛，眩晕，耳鸣，耳聋，呕吐，小儿惊风。

[**穴位配伍**] 配人中、曲池、太冲治小儿惊风。

[**准确定位**] 在头部，耳尖直上入发际 1.5 寸。

[**快速取穴**] 侧坐位，穴位在头部，耳尖直上，入发际 1.5 寸处，按压有酸胀感。

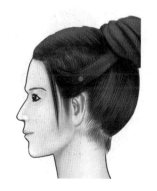 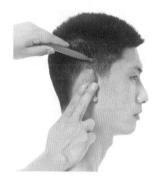

穴位养生方

两手中指指腹按压本穴，做环状运动，每次 3 分钟，长期坚持按摩，能促进头部血液循环，消除疲劳。

天冲 GB9

祛风定惊，清热散结

[主治] 头痛，牙龈肿痛，癫痫，惊悸，瘿气。

[穴位配伍] 配目窗、风池治头痛。

[准确定位] 在头部，耳根后缘直上，入发际2寸。

[快速取穴] 侧坐位，从耳根后缘直上入发际量3横指处，按压有痛感。

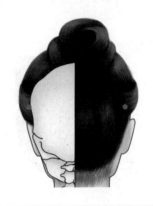
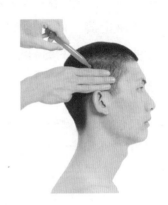

穴位养生方

用刮痧板从上至下刮拭本穴1～3分钟，每天坚持刮拭能够消除头痛、牙痛，增强脏腑功能。

浮白 GB10

清头散风，理气散结

[主治] 头痛，颈项强痛，耳鸣，耳聋，牙痛，瘰疬，瘿气，臂痛不举，足痿不行。

[穴位配伍] 配风池、行间治头痛；配听会、中渚治耳鸣、耳聋。

[准确定位] 在头部，耳后乳突的后上方，从天冲至完骨的弧形连线（其弧度与耳郭弧度相应）的上1/3与下2/3交点处。

[快速取穴] 侧坐位，先取天冲、完骨，于两穴间弧形连线的上、中1/3折点处，按压有酸胀感。

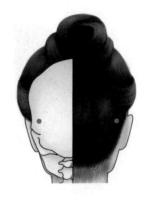
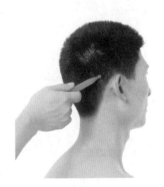

穴位养生方

两手拇指指腹按压本穴，做环状运动，每次1～3分钟，每天坚持按摩，能促进颈部、头部血液循环，延缓衰老。

头窍阴 GB11

理气镇痛，开窍聪耳

[主治] 头痛，眩晕，颈项强痛，胸胁痛，口苦，耳鸣，耳聋，耳痛。

[穴位配伍] 配强间治头痛；配支沟、太冲、风池治偏头痛。

[准确定位] 在头部，耳后乳突的后上方，从天冲至完骨的弧形连线（其弧度与耳郭弧度相应）的上2/3与下1/3交点处。

[快速取穴] 侧坐或侧卧，先取天冲、完骨，于两穴间弧形连线的下、中1/3折点处，按压有酸胀感。

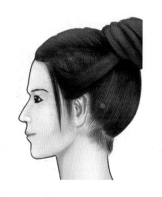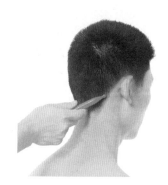

穴位养生方

长期使用电脑办公的人群，平时可经常按摩此穴，能够预防头痛、眩晕等不适。

完骨 GB12

通经活络，祛风清热

[主治] 头痛，颈项强痛，颊肿，喉痹，龋齿，口眼㖞斜，失眠，癫痫。

[穴位配伍] 配风池、合谷治风热、牙痛、口眼㖞斜。

[准确定位] 在头部，耳后乳突的后下方凹陷中。

[快速取穴] 侧坐位或侧卧位，用手摸至耳后下方，有一明显突起，即为乳突，乳突后下方凹陷处即是。

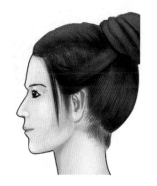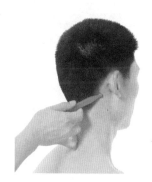

穴位养生方

用中指指腹按揉本穴，每次3分钟，长期坚持，能促进头颈部血液循环，改善失眠，提高睡眠质量。

164

本神 GB13

祛风定惊，清阳止痛

[主治] 头痛，目眩，颈项强痛，胸胁痛，半身不遂，癫痫，小儿惊风。

[穴位配伍] 配前顶、囟会、天柱治小儿惊风。

[准确定位] 在头部，前发际上 0.5 寸，头正中线旁开 3 寸。

[快速取穴] 正坐位，在头部，先取神庭与头维，在两者弧形连线的内 2/3 与外 1/3 的交点处，按压有酸胀感。

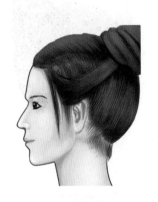
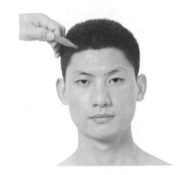

穴位养生方

用双手食指指腹按揉穴位，经常按摩能预防头痛，缓解眩晕症状。

阳白 GB14

清头明目，祛风泻热

[主治] 头痛，目眩，目痛，视物模糊，眼睑下垂，口眼㖞斜。

[穴位配伍] 配太阳、睛明、鱼腰治目赤肿痛、视物模糊、眼睑下垂。

[准确定位] 在头部，眉上 1 寸，瞳孔直上。

[快速取穴] 正坐位，在头部，目正视，自眉毛中点直上 1 横指处，按压有酸胀感。

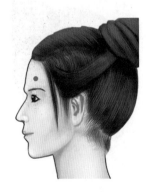
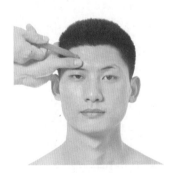

穴位养生方

用中指指腹置于本穴上，垂直按揉 1 ～ 3 分钟，能促进头部血液循环，治疗眼疾。

头临泣 GB15

清头明目，安神定志

[主治] 头痛，目眩，目赤肿痛，流泪，目翳，鼻塞，鼻渊，耳聋，小儿惊风，热病。

[穴位配伍] 配阳谷、腕骨、申脉治风眩；配肝俞治目翳。

[准确定位] 在头部，前发际上 0.5 寸，瞳孔直上。

[快速取穴] 正坐位，目正视，穴位在头部，瞳孔直上，入发际 0.5 寸处，按压有酸胀感。

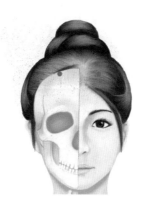
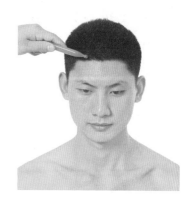

穴位养生方

工作疲劳时，用双手食指指腹按揉穴位，能起到缓解疲劳、清神明目的效果。

目窗 GB16

清头明目，发散风热

[主治] 头痛，目眩，目赤肿痛，远视，近视，面部水肿，小儿惊痫。

[穴位配伍] 配关冲、风池治头痛；配陷谷治面目浮肿。

[准确定位] 在头部，前发际上 1.5 寸，瞳孔直上。

[快速取穴] 正坐位，在头部，瞳孔直上，自前发际直上 1.5 寸处，按压有酸胀感。

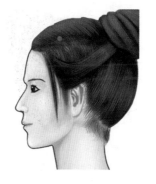
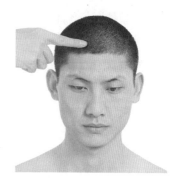

穴位养生方

用食指和中指按压本穴，早、晚各 1 次，每次 3 分钟，能够缓解眼部疲劳，预防近视、远视。

正营 GB17

清头明目，疏风止痛

[主治]头痛,头晕,目眩,项强,牙痛,三叉神经痛。

[穴位配伍]配阳白、太冲、风池治疗头痛、眩晕、目赤肿痛。

[准确定位]在头部，前发际上2.5寸，瞳孔直上。

[快速取穴]正坐位，在头部，目窗直上1横指处，按压有酸胀感。

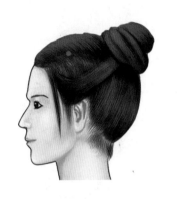
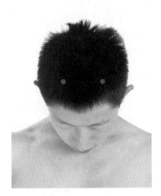

穴位养生方

感冒时，用双手食指指腹按揉本穴位，做圈状按摩，能够缓解头痛症状。

承灵 GB18

清利头目，疏散风热

[主治]眩晕,目痛,鼻渊,鼻衄,鼻窒,多涕,发热,咳嗽,气喘。

[穴位配伍]配风池、风门、后溪治鼻衄。

[准确定位]在头部，前发际上4寸，瞳孔直上。

[快速取穴]正坐位，在头部，瞳孔直上，入发际4寸处，按压有酸胀感。

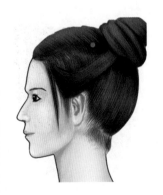
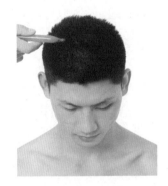

穴位养生方

用双手食指指腹同时按揉两侧穴位，每天2次，每次1分钟，能通经活血，预防头晕、目痛。

脑空 GB19

醒脑通窍，活络散风

[准确定位] 在头部，横平枕外隆凸的上缘，风池直上。

[快速取穴] 坐位，先取风池，直上 3 横指处，按压有酸胀感。

[主治] 头痛，颈项强痛，目眩，目赤肿痛，耳聋，癫痫，惊悸。

[穴位配伍] 配大椎、照海、申脉治癫痫；配风池、印堂、太冲治头痛、目眩；配悬钟、后溪治颈项强痛。

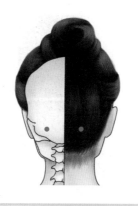
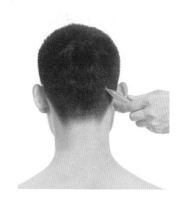

穴位养生方

工作疲劳时，用双手中指指腹稍用力按揉穴位，能缓解颈项疲劳、头痛等症状。

风池 GB20

祛风解毒，通利官窍

[准确定位] 在颈后区，枕骨之下，胸锁乳突肌上端与斜方肌上端之间的凹陷中。

[快速取穴] 坐位，在头部，枕骨下斜方肌与胸锁乳突肌之间的凹陷中，约平风府，按压有酸胀感。

[主治] 头痛，眩晕，颈项强痛，惊悸，感冒，热病，癫痫，口眼喎斜。

[穴位配伍] 配合谷、丝竹空治头痛；配百会、太冲、水沟、足三里、十宣治中风。

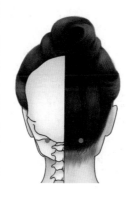
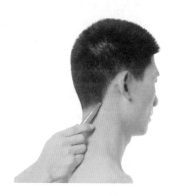

穴位养生方

用双手食指、中指按住风池，顺时针、逆时针用力按压各 100 次，直至有发热感。每天坚持按揉风池穴，可预防感冒。

肩井 GB21

通络止痛，活血行气

[主治] 肩背痹痛，手臂不举，颈项强痛，乳痛，中风后遗症，瘰疬，难产。

[穴位配伍] 配肩髃、肩髎治肩臂痛。

[准确定位] 在肩胛区，第7颈椎棘突与肩峰最外侧点连线的中点。

[快速取穴] 坐位，在肩上，大椎与肩峰端连线的中点上，向下直对乳头。

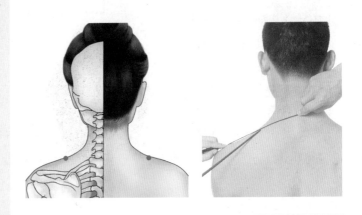

穴位养生方

用中指指腹按揉本穴，每次3分钟，每天坚持按摩，能活血通络、预防肩背疼痛。

渊腋 GB22

通经活络，开胸行气

[主治] 胸满，胁痛，腋下肿，臂痛不举。

[穴位配伍] 配大包、支沟治胸胁痛。

[准确定位] 在胸外侧区，第4肋间隙中，在腋中线上。

[快速取穴] 侧坐位，举臂，穴位在腋中线上，第4肋间隙中，按压有酸胀感。

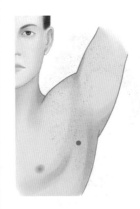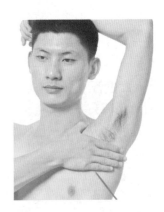

穴位养生方

用中指垂直点压本穴，每次3～5分钟，每天坚持按摩，能有效缓解肋间神经痛，远离臂痛、腋下肿。

辄筋 GB23

宽胸行气，降逆平喘

[主治] 胸胁痛，喘息，呕吐，吞酸，腋肿，肩臂痛。

[穴位配伍] 配肺俞、定喘治胸闷、喘息不得卧；配阳陵泉、支沟治胸胁痛。

[准确定位] 在胸外侧区，第4肋间隙中，腋中线前1寸。

[快速取穴] 侧坐举臂，从渊腋沿第4肋间隙向前量1横指处，按压有酸胀感。

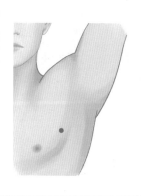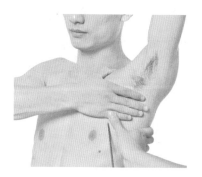

穴位养生方

用食指指腹按揉本穴，每次1～3分钟，每天坚持按摩，可以降逆平喘，提高肺功能。

日月 GB24

疏肝理气，降逆止呕

[主治] 胁肋疼痛、胀满，呕吐，吞酸，呃逆，黄疸。

[穴位配伍] 配支沟、丘墟治胸胁胀痛；配胆俞、腕骨治黄疸。

[准确定位] 在胸部，第7肋间隙中，前正中线旁开4寸。

[快速取穴] 在上腹部，锁骨中线上，自乳头向下推3个肋间隙，按压有酸胀感。

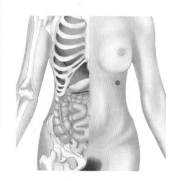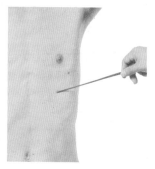

穴位养生方

双手拇指指端按压本穴，做环状运动3分钟，每天早、晚各1次，长期坚持能调节肝胆功能，预防胁肋疼痛、胀满。

170

京门 GB25

补肾壮腰，宽肠通气

[主治] 肠鸣,泄泻,腹胀,
腰痛，胁痛，小便不利,
水肿。

[穴位配伍] 配行间治腰
痛；配身柱、筋缩、命门
治腰脊强痛。

[准确定位] 在上腹部，第12肋骨游离端的下方。

[快速取穴] 坐位或侧卧位，在第12肋骨游离端的
下方，按压有酸胀感。

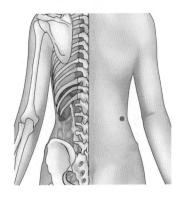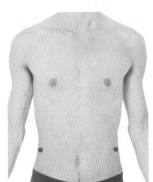

穴位养生方

用拇指指腹按揉本穴，每次1～3分钟，每天坚持，能益肾补阳，缓解腰痛、胸
胁痛。

带脉 GB26

健脾调经，通经止痛

[主治] 月经不调，赤白
带下，经闭，疝气，小腹
疼痛，腰痛，胁痛。

[穴位配伍] 配阳陵泉、
三阴交、白环俞治赤白带
下；配血海、膈俞治月经
不调。

[准确定位] 在侧腹部，第11肋骨游离端垂线与脐
水平线的交点上。

[快速取穴] 在第11肋游离端下方垂线与脐水平线
的交点上，按压有酸胀感。

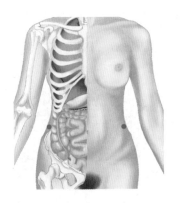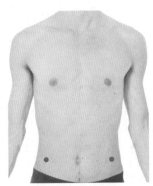

穴位养生方

每晚睡前，将双手搓热，用食指、中指和无名指三指指腹按揉本穴位（中指用力），
以发热为度。长期坚持能治疗月经不调。

五枢 GB27

[准确定位] 在下腹部,横平脐下3寸,髂前上棘内侧。

[快速取穴] 站位,在髂前上棘内侧,横平脐下3寸处,按压有酸胀感。

调气温阳,散寒止痛

[主治] 阴挺,赤白带下,月经不调,疝气,少腹痛,便秘,腰痛。

[穴位配伍] 配气海、三阴交治腹痛。

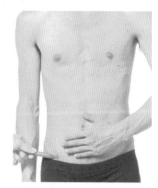

穴位养生方

用中指指腹按揉本穴3分钟,每天坚持按摩,能治疗妇科疾病,缓解下腹疼痛,改善腰腹寒冷症状。

维道 GB28

[准确定位] 在下腹部,髂前上棘内下0.5寸。

[快速取穴] 站位,穴位在侧腹部,在髂前上棘的内下方半横指处,按压有酸胀感。

活血止痛,调经止带

[主治] 腰胯痛,少腹痛,阴挺,疝气,带下,月经不调,便秘,肠痛。

[穴位配伍] 配百会、气海、足三里、三阴交治阴挺、带下;配横骨、冲门、气冲、大敦治疝气。

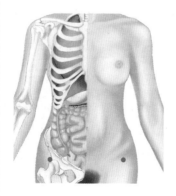
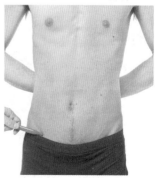

穴位养生方

月经期间,用双手中指按揉穴位至发热,可缓解经期腹痛。

居髎 GB29

舒经活络，宣脾止痛

[主治] 腰腿痹痛，瘫痪，少腹痛，疝气。

[穴位配伍] 配环跳、委中治腰腿痹痛；配环跳、风市、阳陵泉、条口、悬钟治下肢瘫痪。

[准确定位] 在臀区，髂前上棘与股骨大转子最凸点连线的中点处。

[快速取穴] 取侧卧位，在髋部，在髂前上棘与股骨大转子最高点连线的中点处，按压有酸胀感的位置。

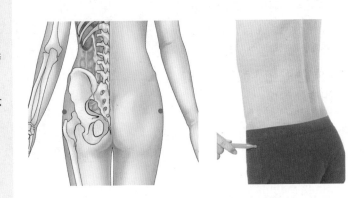

穴位养生方

两手拇指自上而下摩动，每次左右各1～3分钟，长期坚持能治疗腰腿痹痛，预防瘫痪、疝气。

环跳 GB30

疏通经络，活血止痛

[主治] 腰胯疼痛，半身不遂，下肢痿痹，风疹，膝踝肿痛不能转侧。

[穴位配伍] 配居髎、委中、悬钟治风寒湿痹证；配风池、曲池治风疹。

[准确定位] 在臀区，股骨大转子最凸点与骶管裂孔连线的外 1/3 与内 2/3 交点处。

[快速取穴] 取侧卧位，股骨大转子最凸点与骶管裂孔连线的外 1/3 与内 2/3 交点处，按压有酸胀感。

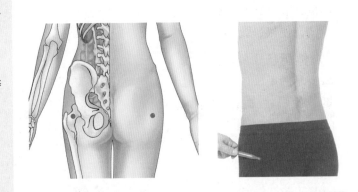

穴位养生方

用中指指腹轻缓按揉本穴，每次3分钟，长期坚持，能疏通下半身经络，预防下肢痿痹、半身不遂。

风市 GB31

舒筋活络，祛风止痒

[主治] 下肢痿痹、麻木，半身不遂，遍身瘙痒，脚气。

[穴位配伍] 配风池、大杼、大椎、命门、关元、腰阳关、十七椎治类风湿。

[准确定位] 在股部，髌底上7寸：直立垂手，掌心贴于大腿时，中指尖所指凹陷中，髂胫束后缘。

[快速取穴] 直立，手自然下垂，手掌轻贴大腿中线如立正状。中指尖所指的凹陷中即是。

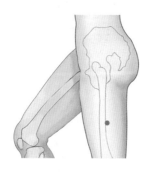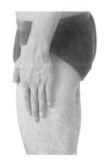

穴位养生方

用两手中指指腹垂直下压本穴，有节律地按压1～3分钟，每天坚持按摩，能疏通经络，有利于半身不遂患者的康复。

中渎 GB32

通经活络，祛寒止痛

[主治] 下肢痿痹、麻木，半身不遂，脚气。

[穴位配伍] 配环跳、风市、膝阳关、阳陵泉、足三里治中风后遗症、下肢瘫痪及小儿麻痹症。

[准确定位] 在股部，腘横纹上7寸，髂胫束后缘。

[快速取穴] 站立位，在大腿外侧，先取风市，再向下量3横指处，按压有酸胀感。

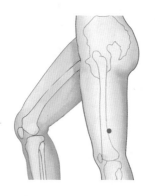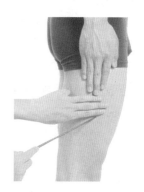

穴位养生方

用两手中指指腹垂直下压本穴，有节律地按压1～3分钟，每天坚持按摩，能疏通经络，有利于半身不遂患者的康复。

174

膝阳关 GB33

通利关节，疏通筋脉

[主治] 膝部肿痛，腘筋挛急，小腿麻木。

[穴位配伍] 配环跳、承筋治小腿麻木；配血海、膝关、犊鼻、丰隆、曲池、合谷治膝关节炎。

[准确定位] 在膝部，股骨外上髁后上缘，股二头肌腱与髂胫束之间的凹陷中。

[快速取穴] 正坐屈膝90°，膝盖外侧高骨上方凹陷处即是，按压有酸胀感。

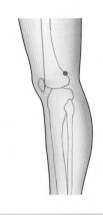
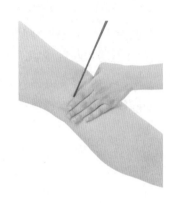

穴位养生方

用中指指腹按揉本穴，每次1～3分钟，长期坚持能舒筋利节，预防膝部肿痛、痉挛，改善下肢麻木症状。

阳陵泉 GB34

活血通络，疏调经脉

[主治] 半身不遂，下肢痿痹、麻木，膝肿痛，胁肋痛，口苦，呕吐，黄疸，小儿惊风。

[穴位配伍] 配阴陵泉、中脘治胁肋痛；配人中、中冲、太冲治小儿惊风。

[准确定位] 在小腿外侧，腓骨头前下方凹陷中。

[快速取穴] 屈膝90°，膝关节外下方，腓骨小头前下方凹陷处。

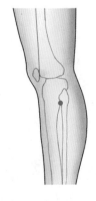
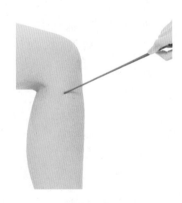

穴位养生方

阳陵泉是胆的下合穴，用拇指指腹按揉本穴，长期坚持能够预防口苦、呕吐、黄疸等胆囊病症。

阳交 GB35

祛风利节，宁神定志

[准确定位] 在小腿外侧，当外踝尖上7寸，腓骨后缘。

[快速取穴] 正坐位，从腘横纹与外踝尖连线的中点向下量1横指，腓骨后缘处，按压有酸胀感。

[主治] 胸胁胀满疼痛，面肿，癫狂，瘈疭，膝股痛，下肢痿痹。

[穴位配伍] 配阳辅、悬钟、行间、昆仑、丘墟治两足麻木。

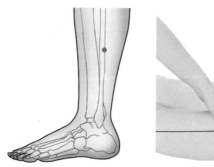
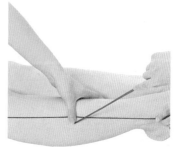

穴位养生方

用拇指指腹按揉本穴，每次按揉1～3分钟，长期坚持按摩，能安神定志，预防惊狂、癫痫，还可缓解膝股痛。

外丘 GB36

祛风活络，疏肝理气

[准确定位] 在小腿外侧，外踝尖上7寸，腓骨前缘。

[快速取穴] 正坐位或仰卧位，从腘横纹与外踝尖连线的中点向下量1横指，腓骨前缘处，平阳交穴，按压有酸胀感。

[主治] 颈项强痛，胸胁胀痛，下肢痿痹，癫狂。

[穴位配伍] 配腰奇、间使、丰隆、百会治癫痫；配环跳、伏兔、阳陵泉、阳交治下肢痿痹。

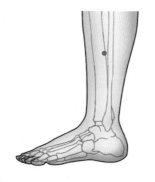
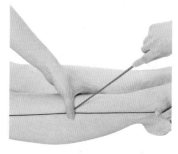

穴位养生方

手掌轻握住膝盖下方，用拇指指腹有节律地压按本穴3分钟，每天坚持，能有效缓解下肢肌肉酸痛。

光明 GB37

疏风清热，舒筋活络

[主治] 目痛，夜盲，乳房胀痛，膝痛，下肢痿痹，近视。

[穴位配伍] 配肝俞、肾俞、风池、目窗、睛明、行间治青光眼和早期白内障。

[准确定位] 在小腿外侧，外踝尖上 5 寸，腓骨前缘。

[快速取穴] 正坐位或仰卧位，从腘横纹与外踝尖连线的中点向下量 4 横指，腓骨前缘处，按压有酸胀感。

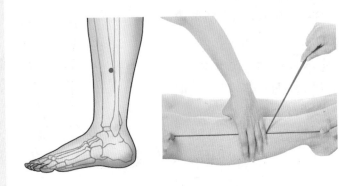

穴位养生方

用中指指腹垂直按压本穴，每次 3 分钟，长期坚持按摩，有助于消除眼部不适，预防近视、夜盲。

阳辅 GB38

舒筋活络，祛风止痛

[主治] 偏头痛，目外眦痛，胸胁满痛，腋下痛，瘰疬，下肢外侧痛，疟疾，半身不遂。

[穴位配伍] 配陵后、飞扬、金门治下肢痿痹。

[准确定位] 在小腿外侧，外踝尖上 4 寸，腓骨前缘。

[快速取穴] 正坐位或仰卧位，在腘横纹与外踝尖连线的下 1/4 处，光明下 1 横指，腓骨前缘处，按压有酸胀感。

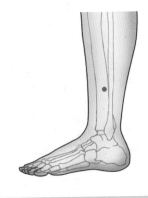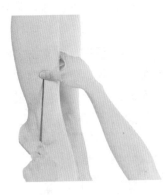

穴位养生方

用拇指指腹稍用力按压本穴，可缓解偏头痛等各种身体疼痛。

悬钟 GB39

通经活络，舒筋止痛

[主治] 半身不遂，颈项强痛，胸胁胀满、疼痛，下肢痿痹，中风，瘰疬，腋下肿。

[穴位配伍] 配天柱、后溪治颈项强痛；配风池治眩晕、耳鸣。

[准确定位] 在小腿外侧，外踝尖上3寸，腓骨前缘。

[快速取穴] 正坐位或仰卧位，从外踝尖向上量4横指处，腓骨前缘，按压有酸胀感。

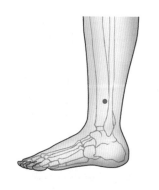 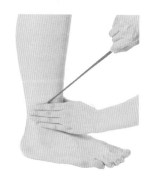

穴位养生方

用食指指腹按揉本穴，每次左右各按1～3分钟，每天坚持按摩，可预防中风、下肢痿痹等疾病。

丘墟 GB40

清肝明目，通经活络

[主治] 颈项痛，腋下肿，胸胁痛，下肢痿痹，外踝肿痛，足内翻，足下垂。

[穴位配伍] 配昆仑、悬钟治外踝肿痛；配中渎治胁痛。

[准确定位] 在踝区，外踝的前下方，趾长伸肌腱的外侧凹陷中。

[快速取穴] 侧坐，先取外踝，过外踝前缘做一竖直切线，再过外踝下缘做一水平切线，两条切线的交点处，按压有痛感。

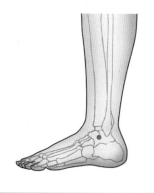 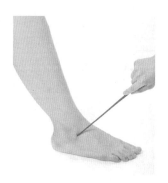

穴位养生方

经常按揉此穴，能缓解颈项疼痛、视疲劳，预防下肢痿痹。

178

足临泣 GB41

疏肝解郁，息风泻火

[主治] 头痛，目赤肿痛，目外眦痛，目眩，乳痈，乳房胀痛，胁肋痛，中风偏瘫，月经不调，带下。

[穴位配伍] 配三阴交治痹证；配三阴交、中极治月经不调。

[准确定位] 在足背，第4、第5跖骨底结合部的前方，第5趾长伸肌腱外侧的凹陷中。

[快速取穴] 侧坐，当小趾向上翘时，可看到第5趾长伸肌腱，在肌腱的外侧，按压有痛感处即为本穴。

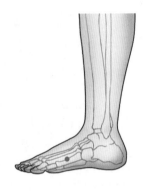 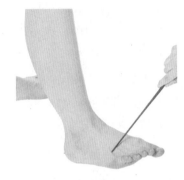

穴位养生方

每天睡前点揉足临泣穴5分钟，能起到祛风除湿、缓解疲劳的功效。

地五会 GB42

疏肝利胆，通经活络

[主治] 头痛，目赤肿痛，耳鸣，耳聋，胸满，胁痛，腋肿，乳痈，足跗肿痛。

[穴位配伍] 配耳门、足三里治耳鸣、腰痛。

[准确定位] 在足背，第4、第5跖骨间，第4跖趾关节近端凹陷中。

[快速取穴] 足背第4跖趾关节近端凹陷中，按压有痛感。

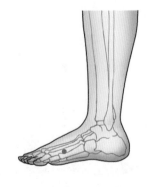 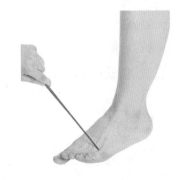

穴位养生方

用拇指指腹按揉本穴，做环状运动，每次3~5分钟，长期坚持，能疏通经脉，消除各种疼痛，保健乳房。

侠溪 GB43

平肝息风，消肿止痛

[主治] 惊悸，头痛，眩晕，耳鸣，耳聋，颊肿，目赤肿痛，胁肋疼痛，膝股痛，足跗肿痛，乳痈，热病。

[穴位配伍] 配太阳、太冲、阳白、风池、头临泣治眩晕、偏头痛、耳聋、耳鸣。

[准确定位] 在足背，第4、第5趾间，趾蹼缘后方赤白肉际处。

[快速取穴] 地五会前方，趾蹼缘后方赤白肉际处。

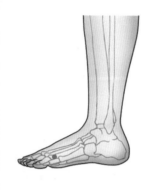
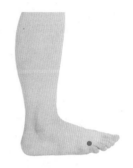

穴位养生方

两手拇指指腹垂直按压本穴 1～3 分钟，左右各 1 次，每天坚持按摩，能保健足部，缓解头痛、耳鸣等症状。

足窍阴 GB44

祛风止痛，通经聪耳

[主治] 足跗肿痛，偏头痛，目赤肿痛，耳鸣，耳聋，胸胁痛，热病。

[穴位配伍] 配阳陵泉、期门、支沟、太冲治胆道疾患；配水沟、太冲、中冲、百会、风池治中风昏迷。

[准确定位] 在足趾，第4趾末节外侧，趾甲根角侧后方 0.1 寸。

[快速取穴] 侧坐，在第4趾外侧，由第4趾趾甲外侧缘与下缘各做一垂线，两垂线的交点处，按压有酸胀感。

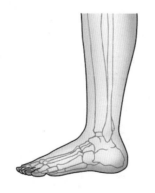
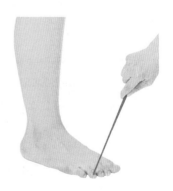

穴位养生方

两手拇指指腹垂直按压本穴 1～3 分钟，左右各 1 次，每天坚持按摩，能保健足部，缓解头痛、耳鸣等症状。

足厥阴肝经

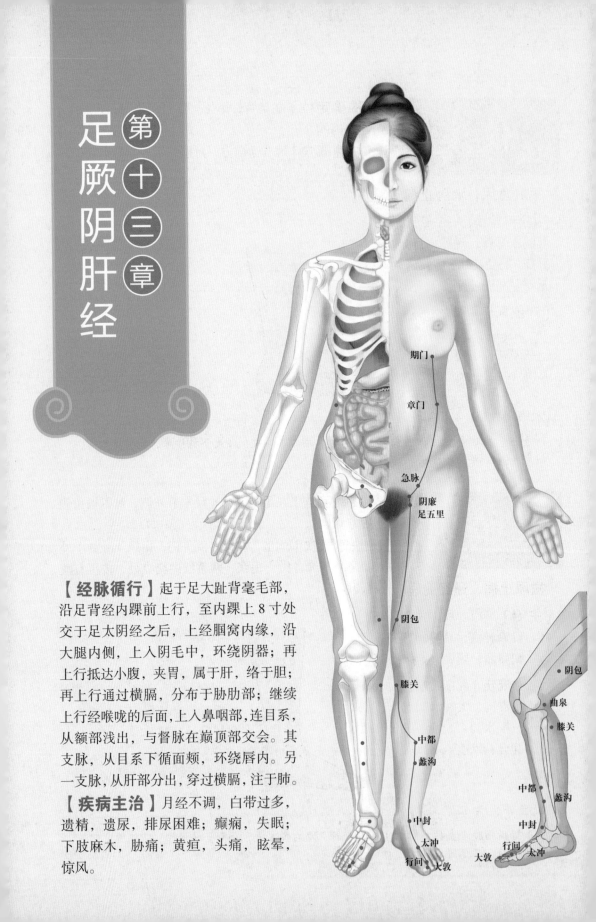

第十三章

期门

章门

急脉

阴廉
足五里

阴包

膝关

中都
蠡沟

中封
太冲
行间　大敦

阴包

曲泉

膝关

中都
蠡沟

中封
行间　太冲
大敦

【经脉循行】 起于足大趾背毫毛部，沿足背经内踝前上行，至内踝上 8 寸处交于足太阴经之后，上经腘窝内缘，沿大腿内侧，上入阴毛中，环绕阴器；再上行抵达小腹，夹胃，属于肝，络于胆；再上行通过横膈，分布于胁肋部；继续上行经喉咙的后面，上入鼻咽部，连目系，从额部浅出，与督脉在巅顶部交会。其支脉，从目系下循面颊，环绕唇内。另一支脉，从肝部分出，穿过横膈，注于肺。

【疾病主治】 月经不调，白带过多，遗精，遗尿，排尿困难；癫痫，失眠；下肢麻木，胁痛；黄疸，头痛，眩晕，惊风。

肝和肝经的作用

肝在体合筋，开窍于目，主疏泄和藏血功能。

疏泄功能主要体现在四个方面：调畅气机，助脾运化，条达情志，调节生殖功能。

肝藏血是指肝有贮藏血液、调节血量和防止出血的功能。

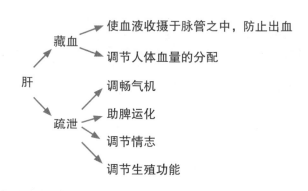

肝经的相关器官

生殖器官，眼，肝，胆。

肝经异常的信号

经络症：口苦口干，头晕目眩，头顶重坠，眼睛干涩，胸胁胀痛，肋间神经痛，小腹胀痛及经脉循行部位的其他疾病。

脏腑症：胸满，情志抑郁，癥瘕积聚，黄疸，月经不调，乳腺增生，月经不调，遗尿，疝气等。

亢进热证时症状：头痛，肤黄，腰痛，小便困难，痛经，易怒，易冲动。

衰弱寒证时症状：眩晕，面色白，性冷淡，下肢痹痛，下肢无力，易倦怠，视力模糊，惊恐。

大敦 LR1

疏肝调肾，息风宁神

[主治] 疝气，遗尿，小便不利，崩漏，阴挺，月经不调，癫狂，癫痫。

[穴位配伍] 配内关、水沟治癫痫；配太冲、气海、地机治疝气。

[准确定位] 在足趾，大趾末节外侧，趾甲根角侧后方 0.1 寸。

[快速取穴] 侧坐伸足或仰卧位，从足大趾甲外侧缘与基底部各做一线，两线的交点处，按压有痛感。

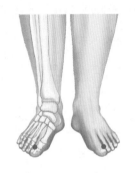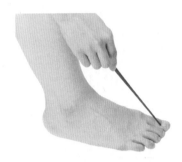

穴位养生方

每晚睡前可用拇指按揉大敦，顺时针、逆时针各按揉 3 分钟，能够治疗月经不调、遗尿等。

行间 LR2

调理肝肾，清热息风

[主治] 头痛，目赤肿痛，青盲，中风，癫痫，月经不调，痛经，崩漏，带下，小便不利，胸胁胀痛，疝气。

[穴位配伍] 配太冲、合谷、风池治眩晕、头痛。

[准确定位] 在足背，第1、第2趾间，趾蹼缘后方赤白肉际处。

[快速取穴] 侧坐伸足或仰卧位，在足背，第1、第2趾之间，趾蹼缘的后方赤白肉际处，按压有凹陷处。

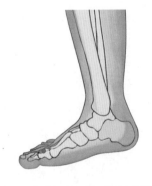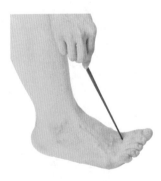

穴位养生方

用一只脚踩着另一脚的行间穴，做环状按摩，每次 1～3 分钟，长期坚持按摩，能促进血液循环，改善目赤、头痛症状，治疗月经不调、小便不利等疾病。

太冲 LR3

疏肝利胆，息风宁神

[主治] 头痛，眩晕，目赤肿痛，口眼㖞斜，郁证，胁痛，腹胀，呃逆，下肢痿痹，足跗肿痛，月经不调，崩漏，疝气，遗尿，癫痫，小儿惊风。

[穴位配伍] 配间使、鸠尾、心俞、肝俞治癫狂痫。

[准确定位] 在足背，当第1、第2跖骨间，跖骨底结合部前方凹陷中，或触及动脉搏动处。

[快速取穴] 侧坐伸足或仰卧位，在足背，第1、第2跖骨间，跖骨底结合部前方凹陷中，可触及动脉搏动处。

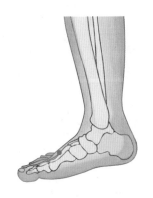 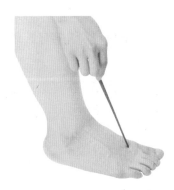

穴位养生方

用手指指腹垂直按压本穴，做环状运动，每次左右足部各1～3分钟，长期坚持按摩，能补益肝血、泻肝火。

中封 LR4

疏肝利胆，通经活络

[主治] 疝气，腹痛，遗精，小便不利，腰痛。

[穴位配伍] 配胆俞、阳陵泉、太冲、内庭治黄疸。

[准确定位] 在踝区，内踝前，胫骨前肌肌腱的内侧缘凹陷中。

[快速取穴] 侧坐伸足或仰卧位，大趾上跷，足背内侧可见一大筋，在其内侧，足内踝前下方可触及一凹陷，按压有酸胀感处即为本穴。

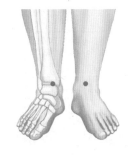 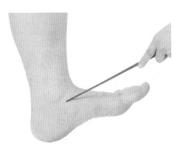

穴位养生方

用一只手握住脚后跟，手指指腹按压本穴，做环状运动，每次左右各3分钟，长期坚持按摩，能保健足部，强健肝肾，远离泌尿系统疾病。

蠡沟 LR5

疏泄肝胆，调经利湿

[主治] 外阴瘙痒，阴挺，月经不调，带下，小便不利，疝气，睾丸肿痛，足胫痛。

[穴位配伍] 配地机、中极、三阴交治月经不调。

[**准确定位**] 在小腿内侧，内踝尖上 5 寸，胫骨内侧面的中央。

[**快速取穴**] 内踝尖直上 7 横指，胫骨内侧凹陷处。

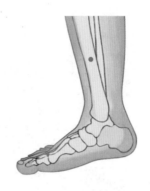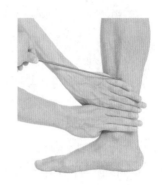

穴位养生方

蠡沟穴有疏肝理气、调经止带的作用，每天按揉双侧蠡沟穴 5 分钟，可以治疗月经不调、带下等病症。

中都 LR6

疏肝理气，消肿止痛

[主治] 腹胀，腹痛，泄泻，便秘，崩漏，痛经，恶露不尽，疝气。

[穴位配伍] 配血海、三阴交治月经过多和崩漏、产后恶露不绝；配太冲治疝气。

[**准确定位**] 在小腿内侧，内踝尖上 7 寸，胫骨内侧面的中央。

[**快速取穴**] 先找到蠡沟，再向上 3 横指处即是。

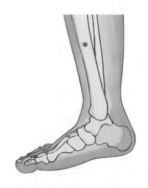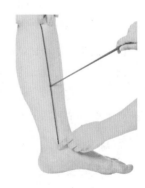

穴位养生方

中都穴是女性常用保健穴，每天用拇指按揉 5 分钟，能够预防痛经、月经过多。

膝关 LR7

散寒除湿，通利关节

[**主治**] 膝髌肿痛，下肢痿痹。

[**穴位配伍**] 配梁丘、血海、膝眼治膝髌肿痛；配阳陵泉、膝眼、委中、鹤顶治膝关节炎。

[**准确定位**] 在膝部，胫骨内侧髁的下方，阴陵泉后1寸。

[**快速取穴**] 仰卧或坐位，屈膝，先取胫骨内侧髁下缘的阴陵泉，再由阴陵泉向后量1横指，可触及一凹陷处，按压有酸胀感。

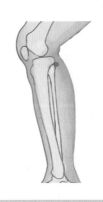 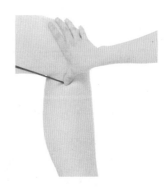

穴位养生方

用双手拇指指腹按揉膝关穴，每天3分钟，长期坚持能预防膝关节炎的发生。

曲泉 LR8

散寒除湿，舒筋活络

[**主治**] 小腹痛，小便不利，遗精，阳痿，阴挺，阴痒，外阴疼痛，月经不调，赤白带下，痛经，膝髌肿痛，下肢痿痹。

[**穴位配伍**] 配归来、三阴交治痛经、月经不调；配支沟、阳陵泉治腹痛。

[**准确定位**] 在膝部，腘横纹内侧端，半腱肌肌腱内缘凹陷中。

[**快速取穴**] 屈膝正坐，在腘横纹内侧端凹陷处，按压有酸胀感。

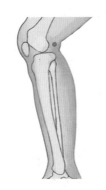 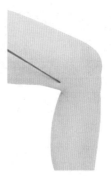

穴位养生方

用双手拇指指腹分别按压穴位至有酸胀感，每天1次，每次2分钟，能散寒除湿，预防男女生殖系统疾病。

阴包 LR9

疏肝调经，清热利湿

[主治] 腰骶痛引少腹，小便不利,遗尿,月经不调。

[穴位配伍] 配气海、关元、肾俞治遗尿。

[准确定位] 在股前区，髌底上4寸，股薄肌与缝匠肌之间。

[快速取穴] 坐位，在股前区，下肢稍曲，外展，髌底上4寸。

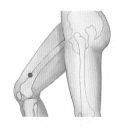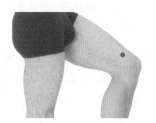

足五里 LR10

疏肝理气，清利下焦

[主治] 少腹胀痛，小便不利，阴挺，睾丸肿痛，瘰疬。

[穴位配伍] 配关元、气海、足三里治小便不利。

[准确定位] 在股前区，气冲直下3寸，动脉搏动处。

[快速取穴] 仰卧位或侧卧位，在大腿根部，气冲下3寸，按压有动脉搏动感处。

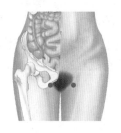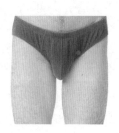

阴廉 LR11

疏肝调经，通经止痛

[主治] 月经不调，带下，少腹痛，股内侧痛，下肢挛急。

[穴位配伍] 配曲骨、次髎、三阴交治月经不调、白带多。

[准确定位] 在股前区，气冲直下2寸。

[快速取穴] 仰卧位，前正中线旁开3横指处，足五里向上量1横指处。

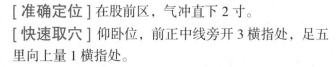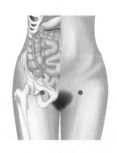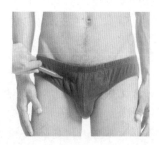

急脉 LR12

疏肝理气，通络止痛

[主治] 疝气，少腹痛，外阴肿痛，阴挺，阴痒。

[穴位配伍] 配大敦穴治疝气、阴挺；配阴包、箕门、曲泉、足五里治下肢痿痹。

[准确定位] 在腹股沟区，横平耻骨联合上缘，前正中线旁开2.5寸。
[快速取穴] 仰卧位，在腹股沟区，在腹股沟股动脉搏动处，横平耻骨联合上缘，前正中线旁开2.5寸，按压有酸麻感。

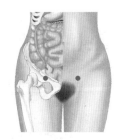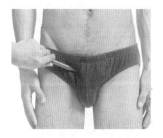

章门 LR13

疏肝健脾，化积消滞

[主治] 腹胀，腹痛，肠鸣，泄泻，胁痛，黄疸，痞块，腰脊痛。

[穴位配伍] 配足三里、梁门治腹胀；配内关、阳陵泉治胸胁痛。

[准确定位] 在侧腹部，在第11肋游离端的下际。
[快速取穴] 从腋前线的肋弓下缘向前触摸第11肋游离端，在其下缘处。

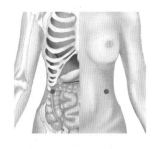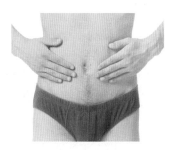

期门 LR14

疏肝理气，健脾和胃

[主治] 乳痈，胸胁胀痛，腹胀，呕吐，呃逆，吞酸。

[穴位配伍] 配肝俞、膈俞治胸胁胀痛；配内关、足三里治呃逆。

[准确定位] 在胸部，第6肋间隙，前正中线旁开4寸。
[快速取穴] 仰卧或正坐位，在胸部，在锁骨中线上，从乳头向下数2个肋间隙处。

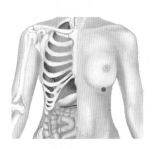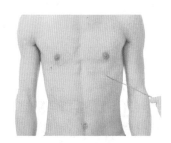

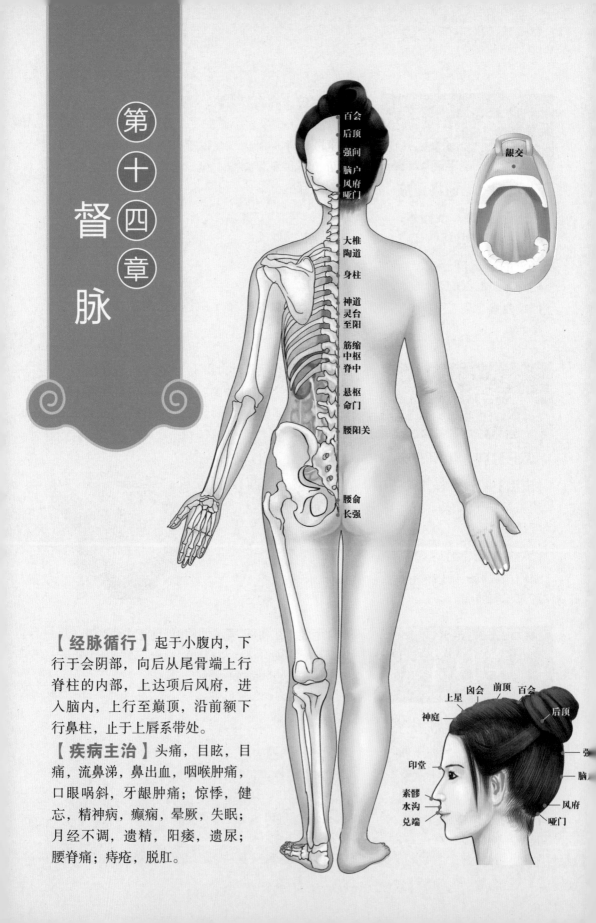

第十四章

督脉

百会
后顶
强间
脑户
风府
哑门

龈交

大椎
陶道
身柱

神道
灵台
至阳

筋缩
中枢
脊中

悬枢
命门

腰阳关

腰俞
长强

【经脉循行】 起于小腹内，下行于会阴部，向后从尾骨端上行脊柱的内部，上达项后风府，进入脑内，上行至巅顶，沿前额下行鼻柱，止于上唇系带处。

【疾病主治】 头痛，目眩，目痛，流鼻涕，鼻出血，咽喉肿痛，口眼㖞斜，牙龈肿痛；惊悸，健忘，精神病，癫痫，晕厥，失眠；月经不调，遗精，阳痿，遗尿；腰脊痛；痔疮，脱肛。

囟会
前顶
百会
上星
后顶
神庭
强间
印堂
脑户
素髎
风府
水沟
哑门
兑端

督脉的作用

督脉在身躯背部正中，有统督全身阳经（大肠、胃、小肠、膀胱、三焦、胆经）的作用，故有"阳脉之海"之称，与脊髓、大脑有密切关系。

督脉从会阴出背，上至头顶，恰好是经腰、胸、颈三部分脊髓以及头脑，其联系着十二正经（特别是手、足阳经）和任脉，真正是起到全身气血"阳关大道"的通络作用，以及"蓄余济缺"的库存调剂作用。

督脉的两大调节治理功能，分别是与脑有关的精神意志活动和与肾有关的生殖功能方面。督脉的穴位，都有利于提升阳气，增强抵抗能力，强壮身体。其具有双向调节，甚至救急固脱的强效作用。

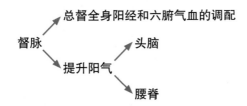

督脉异常的信号

督脉阳气过盛：角弓反张（后挺），项背腰痛，烦躁易怒，失眠多梦。

督脉虚寒：畏寒肢冷，走路摇摆不定（身躯前弯），头晕目眩，神经衰弱，健忘，痴呆，精神分裂，脱肛，子宫脱垂等。

190

长强 GV1

宁神止痉，消痔通便

[主治] 腹泻,痔疮,便血,便秘,脱肛。

[穴位配伍] 配承山治痔疮、便秘；配小肠俞治大小便困难；配身柱治脊背疼痛。

[准确定位] 在会阴区，尾骨下方，尾骨端与肛门连线的中点处。

[快速取穴] 尾骨尖与肛门连线的中点处即是。

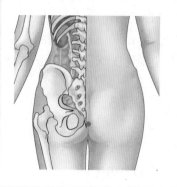
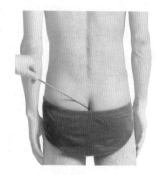

穴位养生方

长期坚持按压这个穴位，具有通任督、调肠腑的作用，对痔疮、脱肛等疾患具有良好的治疗效果。

腰俞 GV2

益肾强腰，调经利湿

[主治] 腰骶疼痛，下肢痿痹，月经不调，痛经，闭经，阳痿，遗精，腹泻，痢疾，便秘，痔疮，脱肛。

[穴位配伍] 配地机、蠡沟治妇科病；配委中、后溪、居髎、上髎、下髎治腰脊强痛。

[准确定位] 在骶区，正对骶管裂孔，后正中线上。

[快速取穴] 俯卧，位于后正中线上，沿着脊柱向下，正对骶管裂孔处即是。

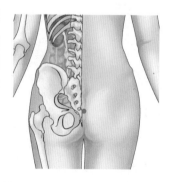
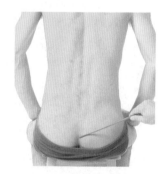

穴位养生方

用中指指腹按揉本穴，每次 1～3 分钟，每天坚持按摩，能改善腰脊强痛，延缓脏腑器官衰老。

腰阳关 GV3

除湿散寒,舒筋活络

[主治] 腰骶疼痛,坐骨神经痛,下肢痿痹,月经不调,带下,遗精,阳痿。

[穴位配伍] 配膀胱俞、三阴交治遗尿;配委中、秩边、飞扬、环跳治坐骨神经痛。

[准确定位] 在脊柱区,第4腰椎棘突下凹陷中,后正中线上。

[快速取穴] 坐位,在腰部,两髂嵴最高点的连线平第4腰椎棘突,其下凹陷处即是。

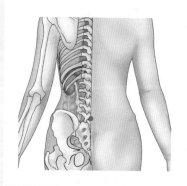
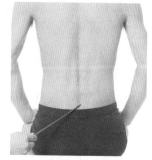

穴位养生方

用食指掌指关节压揉本穴,每次3～5分钟,长期坚持,可治疗腰膝酸痛、阳痿、遗尿,维护男女性生活和谐,预防生殖系统疾病。

命门 GV4

温肾助阳,镇静止痉

[主治] 腰痛,腰扭伤,坐骨神经痛,阳痿,遗精,月经不调,痛经,小腹冷痛、腹泻,痔疮,便血,脱肛,小便频数。

[穴位配伍] 配关元、肾俞、神阙治五更泻;配肾俞、太溪治遗精、阳痿。

[准确定位] 在脊柱区,第2腰椎棘突下凹陷中,后正中线上。

[快速取穴] 正坐,腰阳关向上数2个凸起处即是。

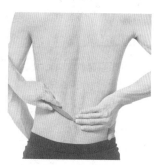

穴位养生方

命门是补肾良穴,经常艾灸命门,能够增强肾功能,延缓人体衰老,治疗男性性功能障碍。可用艾炷灸5～7壮,或用艾条灸10～20分钟,每天1次,每月20次。

悬枢 GV5

健脾温阳，通调肠气

[主治] 腰脊强痛，腰肌劳损，腹胀，腹痛，腹泻，痢疾，脱肛。

[穴位配伍] 配胃俞、足三里、太白治泄泻、消化不良；配委中、肾俞治腰脊强痛。

[准确定位] 在脊柱区，第1腰椎棘突下凹陷中，后正中线上。

[快速取穴] 坐位，命门向上数1个凸起处即是，按压有酸胀感。

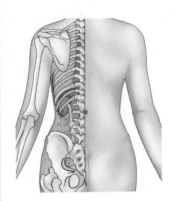
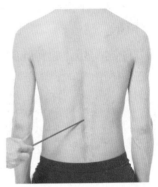

穴位养生方

用中指按摩本穴，经常刺激，能够预防腰脊强痛、腹痛、腹胀等。

脊中 GV6

健脾利湿，止痉宁神

[主治] 腰脊强痛，腹泻，痢疾，痔疮，脱肛，便血，小儿疳积，黄疸，癫痫。

[穴位配伍] 配至阳、阳陵泉、胆俞治黄疸。

[准确定位] 在脊柱区，第11胸椎棘突下凹陷中，后正中线上。

[快速取穴] 坐位，在背部脊柱区，两肩胛骨下角连线与后正中线的交点处为第7胸椎棘突，向下数4个椎体，即第11胸椎棘突，它的下缘凹陷处即为本穴，按压有酸胀感。

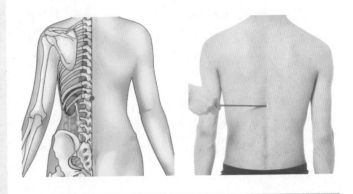

穴位养生方

用中指按摩本穴，经常刺激，能预防腰脊强痛等腰脊部不适。

中枢 GV7

利湿健脾，清热止痛

[主治] 腰背疼痛，胃痛，腹胀，呕吐，黄疸，食欲减退。

[穴位配伍] 配命门、阳陵泉、腰眼、后溪治腰脊痛；配内关、中脘治呕吐。

[准确定位] 在脊柱区，第10胸椎棘突下凹陷中，后正中线上。

[快速取穴] 坐位，在背部脊柱区，两肩胛骨下角连线与后正中线的交点处为第7胸椎棘突，向下数3个椎体，即第10胸椎棘突，它的下缘凹陷处即是。

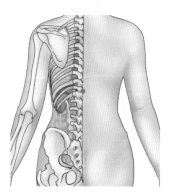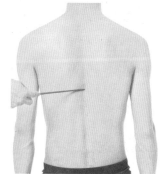

穴位养生方

用中指经常按摩本穴可以缓解胃痛、食欲减退等症状。

筋缩 GV8

平肝息风，止痉宁神

[主治] 胃痛，癫狂，神经衰弱，惊风，抽搐，脊强，腰背疼痛，黄疸。

[穴位配伍] 配肾俞、命门、中膂俞、腰俞治脊强、背痛。

[准确定位] 在脊柱区，第9胸椎棘突下凹陷中，后正中线上。

[快速取穴] 坐位，在背部脊柱区，两肩胛骨下角连线与后正中线的交点处为第7胸椎棘突，向下数2个椎体，即第9胸椎棘突，它的下缘凹陷处即是。

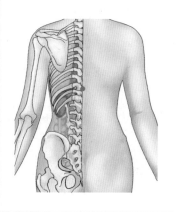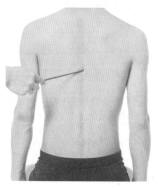

穴位养生方

经常按摩本穴能够健脾利湿、宁神镇静，预防抽搐、筋挛拘急等症。

至阳 GV9

利胆退黄，利膈宽胸

[主治] 腰背强痛，脊强，黄疸，胸胁胀满，咳嗽，气喘。

[穴位配伍] 配脾俞、阳陵泉、曲池治黄疸；配内关、神门治心悸、心痛。

[准确定位] 在脊柱区，第7胸椎棘突下凹陷中，后正中线上。

[快速取穴] 坐位，在背部脊柱区，两肩胛骨下角连线与后正中线的交点处为第7胸椎棘突，它的下缘凹陷处。

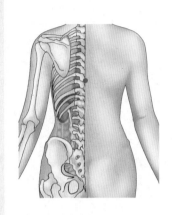
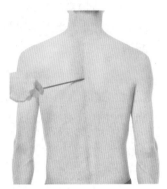

穴位养生方

用拇指指腹按揉本穴，做环状运动，每次1～3分钟，长期坚持按摩，可利胆退黄，使肩背气血畅通，远离颈椎病。

灵台 GV10

清热解毒，定喘止咳

[主治] 腰背痛，脊强，咳嗽，气喘，疔疮，胸胁胀满，黄疸。

[穴位配伍] 配阳陵泉、支沟治胸胁胀痛；配合谷、委中治疔疮。

[准确定位] 在脊柱区，第6胸椎棘突下凹陷中，后正中线上。

[快速取穴] 坐位，在背部脊柱区，两肩胛骨下角连线与后正中线的交点处为第7胸椎棘突，再向上数1个椎体，即第6胸椎棘突，它的下缘凹陷处。

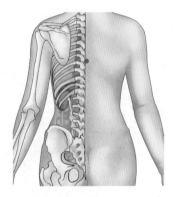
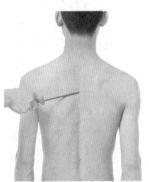

穴位养生方

经常按摩本穴能够清热解毒，预防咳嗽、气喘。

神道 GV11

宁心安神，止咳平喘

[主治] 心痛，心悸，怔忡，咳嗽，气喘，失眠，健忘，腰脊强痛，肩背痛。

[穴位配伍] 配四神聪、百会、三阴交治失眠；配内关、通里、曲泽、心俞治心悸、心痛。

[准确定位] 在脊柱区，第5胸椎棘突下凹陷中，后正中线上。

[快速取穴] 坐位，在背部脊柱区，两肩胛骨下角连线与后正中线的交点处为第7胸椎棘突，再向上数2个椎体，即第5胸椎棘突，它的下缘凹陷处。

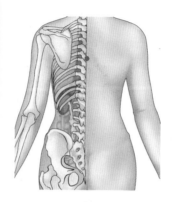 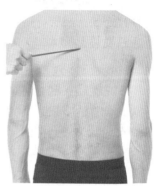

穴位养生方

用拇指指腹点揉本穴，每次1~3分钟，可迅速缓解心痛、惊悸，长期坚持按摩，可以改善睡眠质量，预防腰脊强痛、肩背痛。

身柱 GV12

宣肺止咳，宁神解痉

[主治] 感冒，咳嗽，气喘，身热，头痛，惊厥，腰脊强痛，疔疮。

[穴位配伍] 配水沟、内关、丰隆、心俞治癫狂；配风池、合谷、大椎治气喘、咳嗽。

[准确定位] 在脊柱区，第3胸椎棘突下凹陷中，后正中线上。

[快速取穴] 神道向上数2个椎体即是。

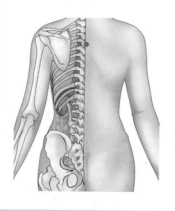 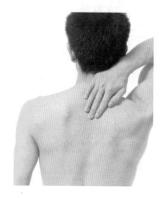

穴位养生方

用中指指尖按揉本穴，每次3~5分钟，长期坚持按摩，有利于脊柱的保健，并能改善肺功能，预防感冒、咳嗽、气喘。

196

陶道 GV13

清热解表，宁神截疟

[主治] 癫狂，神经衰弱，脊背强痛，热病，疟疾，恶寒发热，咳嗽，头痛，眩晕，气喘，荨麻疹。

[穴位配伍] 配肺俞、列缺、合谷治咳嗽、气喘；配水沟、丰隆、神门、心俞治癫狂。

[准确定位] 在脊柱区，第 1 胸椎棘突下凹陷中，后正中线上。

[快速取穴] 坐位，由颈背交界处椎骨的最高点（第 7 颈椎棘突）再向下数 1 个椎体，即第 1 胸椎棘突，它的下缘凹陷处即为本穴。

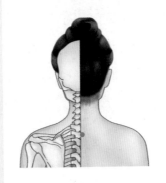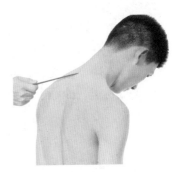

穴位养生方

长期坚持按压此穴，能预防神经衰弱、脊背疼痛，对于感冒、咳嗽、头痛有良好的治疗效果。

大椎 GV14

解表清热，截疟止痫

[主治] 脊痛，颈项强痛，落枕，癫狂，头痛，咳嗽，气喘，热病，疟疾，风疹，痤疮。

[穴位配伍] 配合谷、中冲治伤寒发热、头昏；配腰俞治疟疾。

[准确定位] 在脊柱区，第 7 颈椎棘突下凹陷中，后正中线上。

[快速取穴] 正坐，稍低头，后正中线上，颈背交界处的最高点即为第 7 颈椎棘突，其下凹陷处即是。

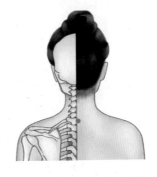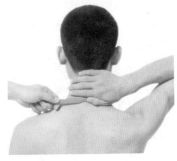

穴位养生方

经常按摩大椎，有解表通阳、清脑宁神的作用。长期坚持按摩大椎，可以有效治疗项强、脊痛等。用拇指稍用力按摩，每天早晚各 1 次，每次 1~3 分钟。

哑门 GV15

开窍醒神，散风息风

[准确定位] 在颈后区，第2颈椎棘突上际凹陷中，后正中线上。

[快速取穴] 正坐，沿脊柱向上，入后发际上半横指处即是。

[主治] 头痛，眩晕，颈项强痛，暴喑，舌缓不语，癫狂痫，癔症。

[穴位配伍] 配关冲治舌强不语；配风府、合谷治喑哑；配劳宫、三阴交、涌泉治昏厥。

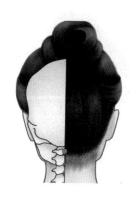 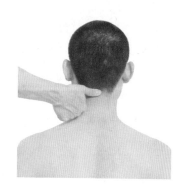

穴位养生方

感觉疲劳、头晕、头痛时，可以用双手食指按压哑门穴。每次持续按压3秒，10次为一组，早、中、晚各一组，可以改善头部的血供，缓解头痛症状。

风府 GV16

息风散风，通关开窍

[准确定位] 在颈后区，枕外隆凸直下，两侧斜方肌之间凹陷中。

[快速取穴] 正坐，沿脊柱向上，入后发际1横指处。

[主治] 头痛，眩晕，颈项强痛，目痛，咽喉肿痛，感冒，发烧，癫狂，癔症，中风不语。

[穴位配伍] 配风市治伤寒感冒；配神庭、头维治头痛。

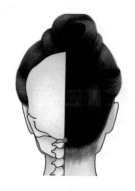 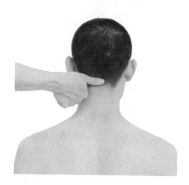

穴位养生方

双手拇指指尖相互叠加向下，用指腹（或指尖）按揉穴位，每次1~3分钟，以有酸痛、麻胀感为宜。经常按摩此穴位，能够治疗头痛、眩晕、鼻出血等症。值得注意的是，此穴不宜灸。

脑户 GV17

平肝息风，醒脑开窍

[主治] 头痛，头晕，音哑，失音，面赤，目黄，眩晕，面痛，癫痫，颈项强痛。

[穴位配伍] 配通天、脑空治头重、头痛；配水沟、太冲、丰隆治癫痫。

[准确定位] 在头部，枕外隆凸的上缘凹陷处。

[快速取穴] 坐位，伏案低头，在枕部可摸到一骨性隆起（枕外隆凸），在枕外隆凸上缘凹陷处，按压有痛感。

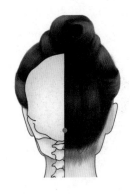
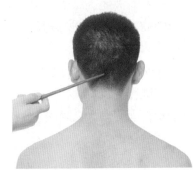

穴位养生方

用拇指指腹按压本穴，每次3分钟，每天坚持按摩，能改善脑部血液循环，缓解头重、头痛、眩晕、面痛等头部疾患。

强间 GV18

平肝息风，宁心安神

[主治] 头痛，目眩，癫狂，痫症，小儿惊风，颈项强痛，落枕，呕吐。

[穴位配伍] 配后溪、至阴、合谷治头痛；配百会、丰隆、通天治眩晕。

[准确定位] 在头部，后发际正中直上4寸。

[快速取穴] 正坐，先找到风府直上4横指处即是。

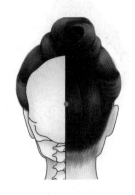
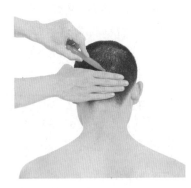

穴位养生方

用中指指腹按揉本穴，每次3分钟，有助于改善失眠、头痛症状，提高睡眠质量，缓解压力。

后顶 GV19

[准确定位] 在头部，后发际正中直上 5.5 寸。

[快速取穴] 坐位，先找到脑户，直上 4 横指处即是。

安神醒脑，止痉息风

[主治] 头痛，眩晕，耳鸣，失眠，癫痫，癫狂，癔症。

[穴位配伍] 配率谷、合谷、太阳治头痛；配风池、百会治脱发。

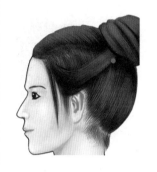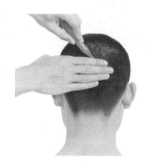

穴位养生方

用拇指指腹稍用力按压穴位，长期坚持，能起到安神醒脑的作用，缓解头痛、眩晕症状。

百会 GV20

[准确定位] 在头部，前发际正中直上 5 寸。

[快速取穴] 正坐或仰卧位，在头部，两耳尖连线中点，按压有凹陷处。

开窍宁神，升阳固脱

[主治] 头痛，眩晕，失眠，健忘，癫痫，目眩，失语，脑卒中，半身不遂，耳鸣，耳聋，脱肛，胃下垂，子宫脱垂。

[穴位配伍] 配四神聪、神门、三阴交治失眠；配大椎、水沟、神门治癫痫。

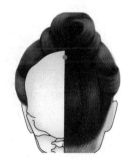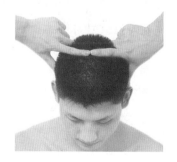

穴位养生方

百会是人体督脉经络上的重要穴位之一，是治疗多种疾病的首选穴。经常艾灸或按摩百会穴有提升阳气的作用。每天坚持按摩或艾灸此穴可缓解头痛、失眠症状。

前顶 GV21

醒脑息风，宁神止痉

[主治] 癫狂,失眠,感冒,头痛,目眩,鼻渊,流涕,惊风,癫狂痫。

[穴位配伍] 配后顶、颔厌、率谷、百会治偏头痛、眩晕。

[准确定位] 在头部，前发际正中直上 3.5 寸。

[快速取穴] 正坐或仰卧位，在头顶部，先取两耳尖连线中点的百会，再向前量 1.5 寸，按压有痛感。

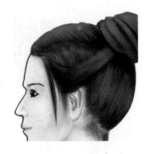
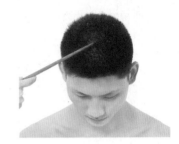

穴位养生方

双手中指交叠，同时向下用力按揉穴位，有酸胀、刺痛感为宜。每天 1~2 次，长期坚持按摩此穴，能够治疗癫痫、小儿惊风等疾病。

囟会 GV22

宁神醒脑，清热消肿

[主治] 癫狂,小儿惊痫,感冒,头痛,目眩,目翳,鼻炎,鼻渊,鼻衄。

[穴位配伍] 配上星、合谷、列缺、迎香、通天治鼻渊;配前顶、天柱、本神治小儿惊痫。

[准确定位] 在头部，前发际正中直上 2 寸。

[快速取穴] 正坐,在头顶部,前发际向上量 3 横指处。

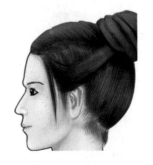
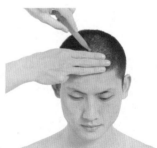

穴位养生方

双手拇指指腹稍用力按压此穴，能起到宁神醒脑、清热消肿的作用，可有效预防感冒、小儿惊痫。小儿前囟未闭者禁针。

上星 GV23

安神明目，通窍散风

[主治] 头痛，目痛，迎风流泪，热病，疟疾，癫狂，鼻渊，鼻衄，惊风。

[穴位配伍] 配迎香、通天、合谷、列缺、支沟治鼻渊。

[准确定位] 在头部，前发际正中直上1寸。

[快速取穴] 正坐或仰卧位，在头部，前发际正中直上量1横指处，按压有酸胀感。

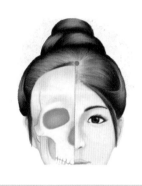 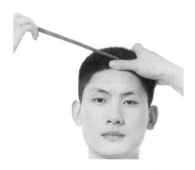

穴位养生方

工作疲劳时，用拇指指腹按揉本穴，能起到缓解疲劳的作用。

神庭 GV24

宁神醒脑，降逆平喘

[主治] 头痛，目眩，癫狂痫，癔症，失眠，健忘，记忆力减退，惊悸，鼻衄，鼻渊。

[穴位配伍] 配太冲、太溪、风池治头痛、眩晕。

[准确定位] 在头前部，前发际正中直上0.5寸。

[快速取穴] 正坐，前发际正中直上量半横指处即是。

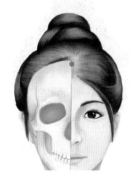 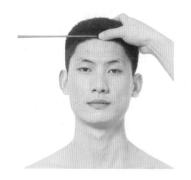

穴位养生方

用拇指指腹有节律地按压本穴，每次1～3分钟，每天坚持按摩，能促进头部血液循环，改善失眠，远离头痛、眩晕、目翳。

素髎 GV25

清热消肿，安神定志

[主治] 鼻渊,鼻塞,鼻衄,
暴发火眼,昏迷,惊厥,
新生儿窒息。

[穴位配伍] 配百会、足
三里治低血压休克;配迎
香、合谷治鼻渊。

[准确定位] 在面部,鼻尖的正中央。

[快速取穴] 正坐或仰卧位,在鼻背下端之鼻正中央
(最高点)。

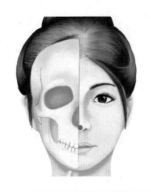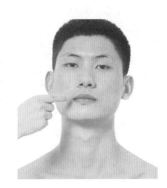

穴位养生方

用拇指或食指指腹按揉素髎穴,每次 5 分钟,每日 2~3 次,可以有效缓解鼻塞、鼻
衄等症状。

水沟 GV26

宁神定志，利腰强脊

[主治] 昏迷,中暑,颜
面浮肿,晕车,晕船,失
神,癫狂,小儿惊风,中
风口噤,口眼㖞斜,鼻衄,
牙痛。

[穴位配伍] 配百会、涌
泉治昏迷;配委中治急性
腰扭伤。

[准确定位] 在面部,人中沟的上 1/3 与中 1/3 交点处。

[快速取穴] 取穴时,把人中沟分成 3 等份,上 1/3
与下 2/3 的交点处即是。

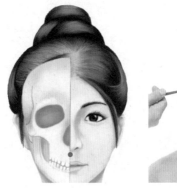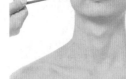

穴位养生方

水沟穴可以作为昏迷时的急救要穴,当患者突然出现晕厥时,用拇指指甲掐按水沟穴,
可以使患者清醒过来。

兑端 GV27

宁神醒脑，生津止渴

[主治] 昏迷，晕厥，癫狂，小便黄赤，黄疸，口噤，口臭，口疮，牙痛。

[穴位配伍] 配本神治癫痫。

[准确定位] 在面部，上唇结节的中点。

[快速取穴] 正坐位，在面部，上唇尖端，人中沟下端的皮肤与唇的移行部位。

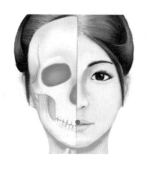 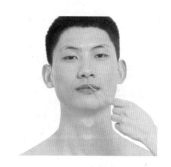

龈交 GV28

宁神止痉，清热消肿

[主治] 牙龈肿痛，牙龈出血，口渴，口噤，口臭，痔疮，癫狂，鼻塞，鼻衄。

[穴位配伍] 配承浆治口臭；配上关、大迎、翳风治口噤。

[准确定位] 在上唇内，上唇系带与上牙龈的交点。

[快速取穴] 正坐仰头，提起上唇，在上唇内，当唇系带与上牙龈的连接处。

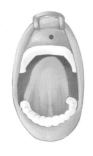 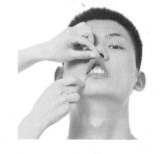

印堂 GV29

镇惊安神，明目通鼻

[主治] 头痛，眩晕，鼻渊，鼻衄，癫痫，失眠，小儿惊风，产后血晕，子痫。

[穴位配伍] 配太阳、风池治头痛；配上星、曲差、风门、合谷治鼻渊。

[准确定位] 在头部，两眉毛内侧端中间的凹陷中。

[快速取穴] 正坐或仰卧，在面部，在两眉头连线中点凹陷处，按压有酸胀感。

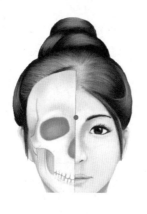 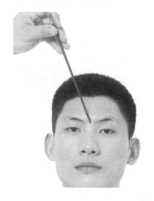

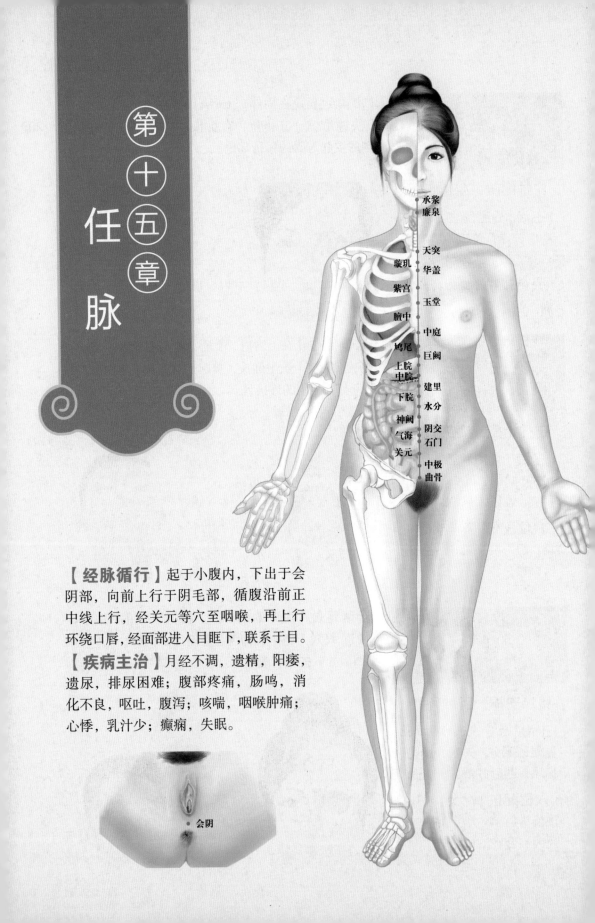

第十五章

任脉

承浆
廉泉

天突
华盖

璇玑
紫宫

玉堂

膻中

中庭

鸠尾

巨阙

上脘
中脘

建里

水分

下脘

神阙

阴交

气海

石门

关元

中极
曲骨

【经脉循行】 起于小腹内，下出于会阴部，向前上行于阴毛部，循腹沿前正中线上行，经关元等穴至咽喉，再上行环绕口唇，经面部进入目眶下，联系于目。

【疾病主治】 月经不调，遗精，阳痿，遗尿，排尿困难；腹部疼痛，肠鸣，消化不良，呕吐，腹泻；咳喘，咽喉肿痛；心悸，乳汁少；癫痫，失眠。

会阴

任脉的作用

任脉有统任全身各阴经的作用。任脉循行于腹，其脉气与手足各阴经交会，有调节阴阳失调及统任阴经的作用。

任又有妊养之意，任主胞胎，为生养之源，与孕育胎儿和妇女月经有密切关系。中医经络将五脏（肺、脾、心、肾、肝）归属"阴"，在解剖位置上，确实这些人体重要的器官也是靠于胸腹前侧"以策安全"，任脉在这当中起着联系阴经、五脏和血脉的"主干线"作用，胎儿时的脐带连接处——肚脐（神阙穴）也在脉中。

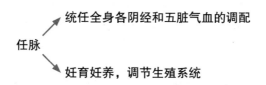

任脉 → 统任全身各阴经和五脏气血的调配

任脉 → 妊育妊养，调节生殖系统

任脉异常的信号

任脉不通的症状：月经不调，经闭，不孕，带下色白，小腹胀满，腹部积块，睾丸胀痛，疝气等。

任脉虚衰症状：小腹坠胀，阴道流血，胎动不安，甚或滑胎，经闭或月经淋漓不尽，头晕，腰膝酸软等。

会阴 CV1

调经补肾，清利湿热

[主治] 遗尿,阴痛,阴痒,脱肛,阴挺,疝气,痔疮,遗精,二便不利,月经不调,产后昏迷。

[穴位配伍] 配神门治癫狂痫；配水沟治溺水窒息；配蠡沟治阴痒。

[准确定位] 在会阴区，男性在阴囊根部与肛门连线的中点；女性在大阴唇后联合与肛门连线的中点。

[快速取穴] 仰卧屈膝，在会阴部，外生殖器与肛门连线的中点即是。

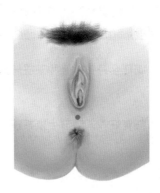
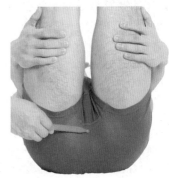

穴位养生方

艾灸男性会阴可治疗慢性前列腺炎，针刺男性会阴可治疗遗精。

曲骨 CV2

利肾培元，调经止带

[主治] 少腹胀满，小便不利，遗尿，疝气，遗精，阳痿，阴囊湿痒，月经不调，赤白带下，痛经。

[穴位配伍] 配肾俞、志室、大赫、关元、命门治阳痿、遗精。

[准确定位] 在下腹部，耻骨联合上缘，前正中线上。

[快速取穴] 仰卧位，腹部正中线与耻骨联合上缘的交点，按压有酸胀感。

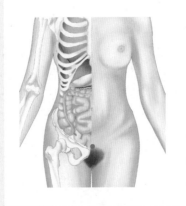
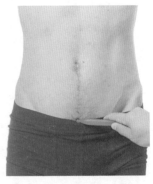

穴位养生方

按摩或艾灸曲骨，对腹胀、月经不调、遗精等都有较好的治疗作用。

中极 CV3

益肾助阳，通经止带

[准确定位] 在下腹部，脐中下4寸，前正中线上。
[快速取穴] 位于下腹部，正中线上，肚脐中央垂直向下量4寸。

[主治] 小便不利，癃闭，遗尿，阳痿，早泄，遗精，月经不调，带下，产后恶露不止，胞衣不下，水肿。

[穴位配伍] 配大赫、肾俞、三阴交、次髎治早泄、遗精、月经不调、产后恶露不止、胞衣不下。

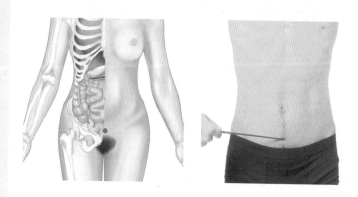

穴位养生方

按摩中极穴可治疗膀胱炎。

关元 CV4

培元固本，补益下焦

[准确定位] 在下腹部，脐中下3寸，前正中线上。
[快速取穴] 仰卧或正坐，前正中线上，脐中下4指即是。

[主治] 中风脱证，虚劳冷惫，羸瘦无力，少腹疼痛，疝气，痢疾，遗精，阳痿，早泄，月经不调，带下，不孕。

[穴位配伍] 配子宫、三阴交治月经不调；配天枢、气海治腹胀、泄泻。

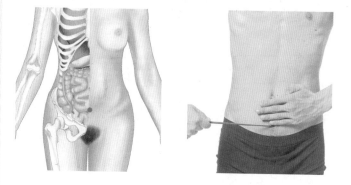

穴位养生方

按摩和艾灸关元穴能够治疗生殖系统疾病，用艾条温和灸10～20分钟，每天1次，每月20次，补肾壮阳效果很好。

石门 CV5

温肾益精，调经止带

[主治] 腹痛,腹胀,泻痢,疝气，水肿，小便不利，遗精，阳痿，经闭，带下，崩漏，产后恶露不止。

[穴位配伍] 配阴陵泉、关元、阴交治四肢水肿。

[准确定位] 在下腹部，脐中下 2 寸，前正中线上。

[快速取穴] 仰卧位，将耻骨联合上缘的中点和肚脐连线五等分，由上向下 2/5 处，按压有酸胀感。

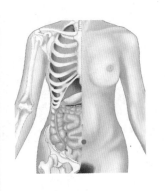
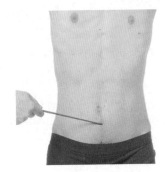

穴位养生方

经常按摩石门穴，对月经不调、遗精、阳痿有较好的治疗作用。

气海 CV6

补气益肾，涩精固本

[主治] 腹痛,腹泻,便秘,小便不利，遗尿，月经不调，崩漏，带下，产后恶露不止。

[穴位配伍] 配三阴交治白浊、遗精；配关元治产后恶露不止。

[准确定位] 在下腹部，脐中下 1.5 寸，前正中线上。

[快速取穴] 仰卧位，先取关元，在关元与肚脐连线的中点处，按压有酸胀感。

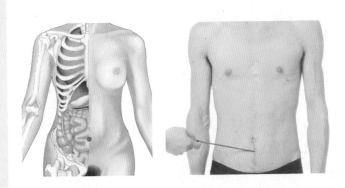

穴位养生方

气海是全身非常重要的强壮穴，艾灸的效果较好。可以用艾炷灸 5～14 壮，或者用艾条温和灸 10～20 分钟，3 日 1 次，每月 10 次。

阴交 CV7

温肾益精，调理冲任

[主治] 腹痛,水肿,泄泻,小便不利,月经不调,阴痒,疝气。

[穴位配伍] 配阴陵泉、带脉治赤白带下；配子宫、三阴交治月经不调。

[准确定位] 在下腹部，脐中下1寸，前正中线上。

[快速取穴] 仰卧位，将耻骨联合上缘的中点和肚脐连线五等分，由上向下1/5处，按压有酸胀感。

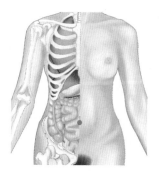
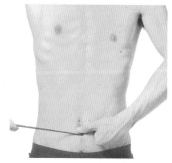

穴位养生方

长期按摩这个穴位，对腹痛、疝气、月经不调等有较好的治疗作用。

神阙 CV8

培元固本，回阳救逆

[主治] 中风,虚脱,四肢厥冷,腹痛,腹泻,便秘,水肿,小便不利。

[穴位配伍] 配关元治腹痛、腹泻；配石门治小便不利。

[准确定位] 在脐区，脐中央。

[快速取穴] 仰卧，在肚脐正中央处即是。

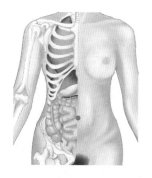
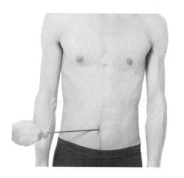

穴位养生方

将双手搓热，双手叠放于肚脐（可以隔着衣服），顺时针和逆时针各揉转1分钟，可促进胃肠蠕动，有助于食物的消化和吸收。

水分 CV9

[准确定位] 在上腹部，脐中上 1 寸，前正中线上。
[快速取穴] 仰卧位，在上腹部，前正中线上，从肚脐向上量 1 寸处，按压有酸胀感。

健脾化湿，利水消肿

[主治] 腹痛，腹胀，肠鸣，泄泻，反胃，小便不利，水肿，小儿囟陷，腰脊强急。

[穴位配伍] 配天枢、三阴交、足三里治腹胀、腹泻；配脾俞、三阴交治水肿。

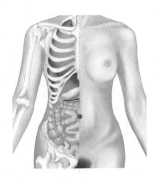
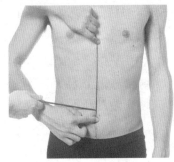

穴位养生方

每晚睡前艾灸足三里和水分各 10 分钟，再按揉阴陵泉 3 ~ 5 分钟，有助于消除眼袋和浮肿。

下脘 CV10

[准确定位] 在上腹部，脐中上 2 寸，前正中线上。
[快速取穴] 仰卧位，在上腹部，前正中线上，从肚脐向上量 2 寸处，按压有酸胀感。

健脾和胃，消积化滞

[主治] 腹痛，腹胀，呕吐，呃逆，完谷不化，肠鸣，泄泻，痞块，虚肿。

[穴位配伍] 配天枢、气海、关元、足三里治急性痢疾。

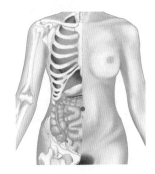
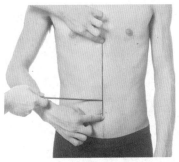

穴位养生方

按揉或艾灸下脘穴有较好的健胃消食作用，对腹痛、腹胀、呕吐等有辅助治疗作用。

建里 CV11

健脾和胃，消积化滞

[**主治**] 胃脘疼痛，腹胀，呕吐，食欲减退，肠鸣，水肿。

[**穴位配伍**] 配内关治胸闷；配水分治水肿。

[**准确定位**] 在上腹部，前正中线上，当脐中上 3 寸。

[**快速取穴**] 仰卧位，在上腹部，前正中线上，从肚脐向上量 3 寸处。

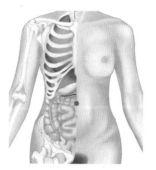
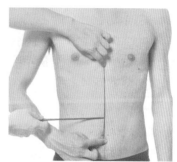

穴位养生方

饭后 1 小时用中指指腹按揉本穴，能促进消化。

中脘 CV12

健脾和胃，补中安神

[**主治**] 胃痛，腹痛，腹胀，呕吐，呃逆，吞酸，肠鸣，腹泻，便秘，失眠，黄疸，癫狂，脏躁。

[**穴位配伍**] 配百会、足三里、神门治失眠、脏躁；配梁丘、下巨虚治急性胃肠炎；配肝俞、太冲、三阴交、公孙治疗胃溃疡、十二指肠溃疡。

[**准确定位**] 在上腹部，脐中上 4 寸，前正中线上。

[**快速取穴**] 仰卧，位于上腹部正中线上，肚脐中央垂直向上 4 寸处即是。

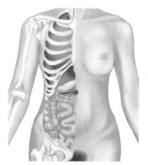
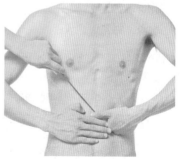

穴位养生方

用中指指腹按揉本穴，每次 1～3 分钟，长期坚持按摩，能治疗胃痛，缓解失眠、惊悸、脏躁，还可改善脾胃虚弱、助消化。

上脘 CV13

健脾和胃，宽胸理气

[主治] 胃脘疼痛，腹胀，呕吐，呃逆，纳呆，食不化，黄疸，泄泻，虚劳吐血，咳嗽痰多，积聚。

[穴位配伍] 配丰隆治纳呆；配天枢、中脘治嗳气吞酸、腹胀、肠鸣、泄泻。

[准确定位] 在上腹部，脐中上 5 寸，前正中线上。

[快速取穴] 仰卧位，在上腹部，前正中线上，神阙与剑胸结合点连线的中点，再向上量 1 寸处，按压有酸胀感。

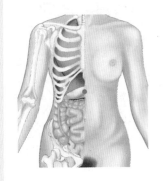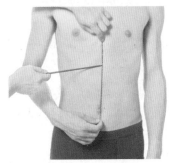

穴位养生方

用手掌按揉上脘穴，能够健脾和胃、促进消化，缓解腹胀、食欲减退等不适。

巨阙 CV14

宽胸利膈，宁心安神

[主治] 胸痛，心烦，癫狂痫，健忘，咳逆上气，胃痛，吞酸，呕吐。

[穴位配伍] 配内关治心绞痛；配章门、合谷、中脘、内关、足三里治呃逆。

[准确定位] 在上腹部，脐中上 6 寸，前正中线上。

[快速取穴] 仰卧，位于上腹部正中线上，肚脐中央垂直向上 8 横指处即是。

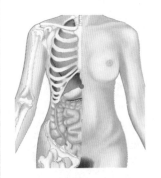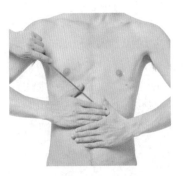

穴位养生方

用中指指腹按揉本穴，每次 3 分钟，每天坚持按摩，可以增强心功能、胃功能，远离心悸、胃部疾病。

鸠尾 CV15

和中降逆，宽胸宁神

[主治] 心痛,心悸,心烦,癫痫,惊狂,胸闷,咳嗽,气喘,呕吐,呃逆,腹胀,胃痛。

[穴位配伍] 配梁门、足三里治胃痛；配内关、足三里治呕吐。

[准确定位] 在上腹部,剑胸结合下1寸,前正中线上。

[快速取穴] 仰卧,位于上腹部,前正中线上剑胸结合部（腹部正中直上，"人"字形骨性标志），直下1横指处即是。

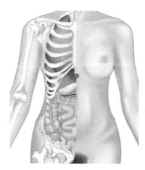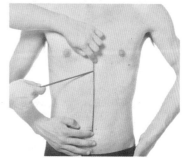

穴位养生方

用四指叩击本穴，每次3～5分钟，长期坚持按摩，可以增强心肺功能。

中庭 CV16

宽胸理气，降逆理中

[主治] 胸腹胀满,噎膈,呕吐,心悸,心痛,梅核气。

[穴位配伍] 配俞府、意舍治呕吐。

[准确定位] 在上腹部,剑胸结合中点处,前正中线上。

[快速取穴] 仰卧位,上腹部剑胸结合部中点处。

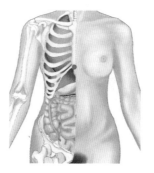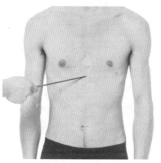

穴位养生方

用四指轻叩穴位，每次3分钟，经常刺激本穴能够缓解胸腹胀满、心痛症状。

214

膻中 CV17

宽胸理气，宁心安神

[主治] 咳嗽，气喘，咯唾脓血，胸痹，心悸，心烦，产妇少乳，噎膈，呃逆，呕吐，乳痈。

[穴位配伍] 配曲池、合谷（泻法）治急性乳腺炎；配内关、厥阴俞治心悸、心痛。

[准确定位] 在胸部，横平第4肋间隙，前正中线上。

[快速取穴] 仰卧位，在胸部，人体正中线上，两乳头之间连线的中点，平第4肋间，按压有酸胀感。

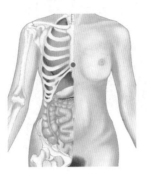
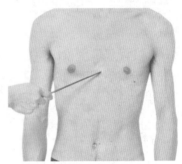

穴位养生方

经常按摩膻中，能够使气机顺畅，排解抑郁，同时又能促进血液循环，缓解心悸、胸痛症状。也可以经常用艾条灸10～15分钟。

玉堂 CV18

宽胸理气，止咳化痰

[主治] 咳嗽，气短，喘息，咳痰，胸痛，喉痹咽肿，呕吐，两乳肿痛。

[穴位配伍] 配膻中、内关、胸夹脊（T1-T5）治疗胸痹。

[准确定位] 在胸部，横平第3肋间隙，前正中线上。

[快速取穴] 仰卧位，前正中线上，膻中向上数1个肋间隙处，按压有酸胀感。

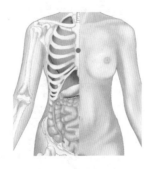
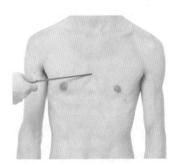

穴位养生方

用四指轻叩穴位，每次3分钟，经常刺激本穴能够缓解咳嗽、气喘等症状。

紫宫 CV19

宽胸理气，清肺利咽

[主治] 咳嗽，气喘，胸胁支满,胸痛,胸闷,喉痹,吐血，呕吐，饮食不下。

[穴位配伍] 配玉堂、太溪治呃逆上气、心烦。

[准确定位] 在胸部，横平第2肋间隙，前正中线上。

[快速取穴] 仰卧位，前正中线上，膻中向上数2个肋间隙处，按压有酸胀感。

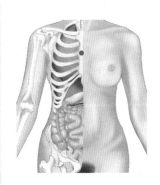
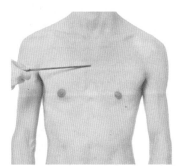

穴位养生方

紫宫有宽胸理气、止咳平喘的作用，善治胸肺方面的疾病。用艾条灸5分钟，宣肺祛痰效果较好。

华盖 CV20

宽胸理气，降逆理中

[主治] 咳嗽，气喘,胸痛，胁肋痛，喉痹，咽肿。

[穴位配伍] 配气户治胁肋疼痛；配天突治气喘、胸痛。

[准确定位] 在胸部，横平第1肋间隙，前正中线上。

[快速取穴] 仰卧位，在前正中线上可见胸骨前部有一微向前突的角（胸骨角），在此角的中点处，平第1肋间，按压有酸胀感。

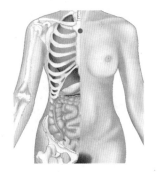
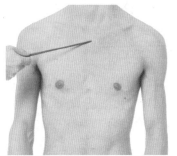

穴位养生方

艾灸华盖穴，能够治疗咳嗽、气喘。每次10～15分钟，隔日1次，能够起到止咳平喘的作用。

璇玑 CV21

宽胸理气，止咳利咽

[主治] 咳嗽,气喘,胸痛,胸胁胀满,喉痹咽肿,积食。

[穴位配伍] 配鸠尾治喉痹咽肿。

[准确定位] 在胸部，胸骨上窝下1寸，前正中线上。

[快速取穴] 仰卧位，在胸部，胸骨上窝下1横指处，按压有酸胀感。

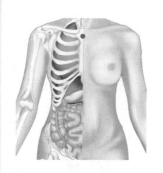
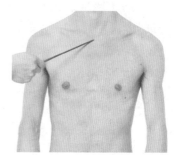

穴位养生方

用中指指端按揉本穴，每天坚持1~3分钟，能宽胸理气，预防咳嗽、气喘。

天突 CV22

宽胸理气，化痰利咽

[主治] 咳嗽，哮喘，胸中气逆，咯唾脓血，咽喉肿痛，舌下急，暴喑，瘿气，噎膈，梅核气。

[穴位配伍] 配定喘、鱼际治哮喘、咳嗽；配膻中、列缺治外感咳嗽；配内关、中脘治呃逆；配廉泉、涌泉治暴喑。

[准确定位] 在颈前区，胸骨上窝中央，前正中线上。

[快速取穴] 仰卧位，在前正中线上，两锁骨中间，胸骨上窝中央。

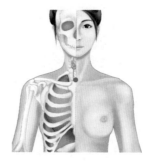
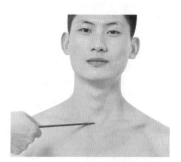

穴位养生方

用中指指腹轻柔按压本穴，每次3分钟，每天坚持按摩，能宣肺化痰，养护咽喉，预防声音嘶哑、胸中气逆。

廉泉 CV23

清热化痰，开窍利喉

[主治] 舌下肿痛，口舌生疮，舌缓流涎，舌强，中风失语，口干舌燥，吞咽困难。

[穴位配伍] 配金津、玉液、天突、少商治舌强不语、舌下肿痛、舌缓流涎、暴喑。

[准确定位] 在颈前区，喉结上方，舌骨上缘凹陷中，前正中线上。

[快速取穴] 正坐仰靠，在颈部，前正中线上，喉结上方，舌骨上缘凹陷处。

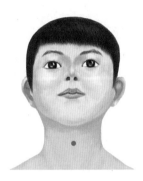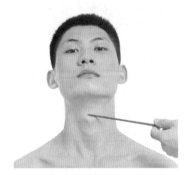

穴位养生方

按摩廉泉穴可以起到疏风清热、清音利喉的作用，能够辅助治疗口腔溃疡、急性咽炎等。

承浆 CV24

祛风通络，疏调任督

[主治] 口眼㖞斜，面肿，口舌生疮，牙龈肿痛，癫狂。

[穴位配伍] 配风府治头项强痛、牙痛。

[准确定位] 在面部，颏唇沟的正中凹陷处。

[快速取穴] 正坐，在颏唇沟的正中凹陷处，按压有痛感。

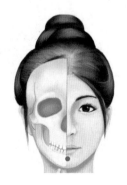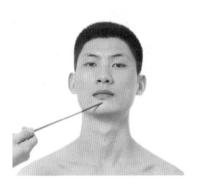

穴位养生方

按摩承浆穴能祛风通络，改善牙龈肿痛症状，同时还能消除面部浮肿。

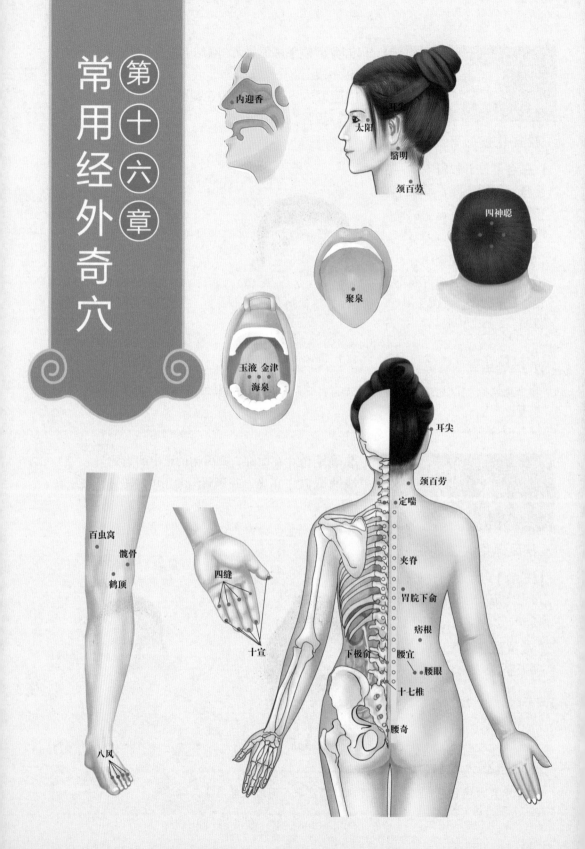

第十六章

常用经外奇穴

内迎香
耳尖
太阳
翳明
颈百劳
四神聪
聚泉
玉液 金津
海泉

耳尖
颈百劳
定喘
夹脊
胃脘下俞
痞根
腰宜
腰眼
下极俞
十七椎
腰奇

百虫窝
髋骨
鹤顶
四缝
十宣
八风

经外奇穴是在十四经穴之外，具有固定名称、位置和主治作用的穴位，这些穴位既有定名，又有定位，临床用之有效，但尚未纳入十四经系统。

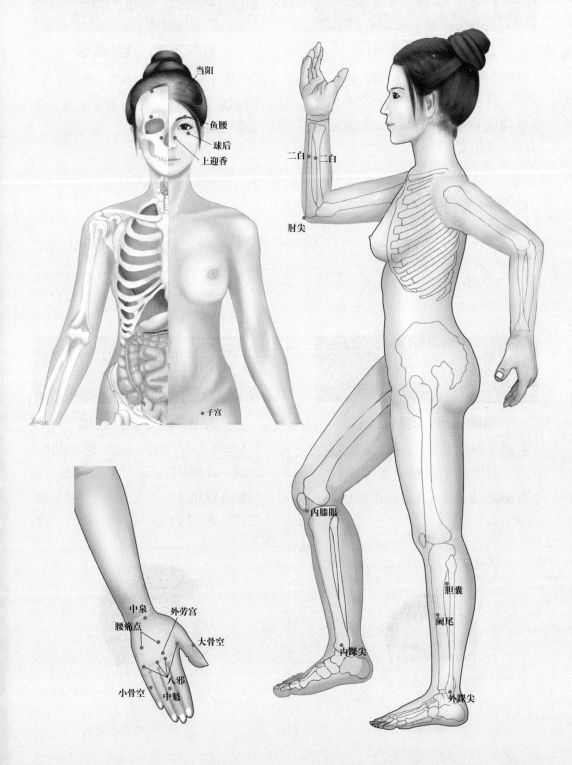

四神聪 EX-HN1

镇静安神，聪耳明目

[主治] 头痛，眩晕，失眠，健忘，癫痫，偏瘫，耳聋。

[准确定位] 在头部，百会穴前后左右各旁开1寸，共4穴。

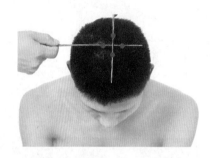

当阳 EX-HN2

行气止痛，通经活络

[主治] 头痛，眩晕，鼻塞，目赤肿痛。

[准确定位] 在头部，瞳孔直上，前发际上1寸。

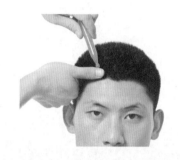

鱼腰 EX-HN4

消肿明目，通络止痛

[主治] 眼睑下垂，口眼㖞斜，眉棱骨痛，目翳，目赤肿痛，眼睑𥆧动。

[准确定位] 在头部，瞳孔直上，眉毛中。

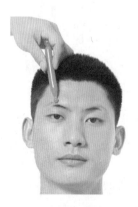

太阳 EX-HN5

清热消肿，通络止痛

[主治] 头痛，目眩，面痛，眼部疾患，牙痛，口眼㖞斜。

[准确定位] 在头部，眉梢与目外眦之间，向后约1横指的凹陷中。

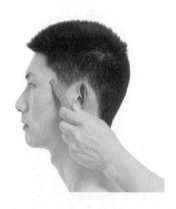

耳尖 EX-HN6

清热消肿，利咽明目

[主治] 咽喉肿痛，头痛，目赤肿痛。

[准确定位] 在耳区，在外耳轮的最高点。

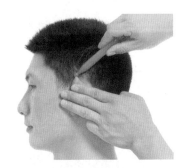

上迎香 EX-HN8

清热散风，宣通鼻窍

[主治] 鼻渊，鼻部疮疖，目赤肿痛，迎风流泪，感冒，头痛，鼻塞。

[准确定位] 在面部，鼻翼软骨与鼻甲的交界处，近鼻唇沟上端处。

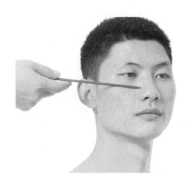

球后 EX-HN7

清热消肿，明目退翳

[主治] 眼部疾患。

[准确定位] 在面部，眶下缘外 1/4 与内 3/4 交界处。

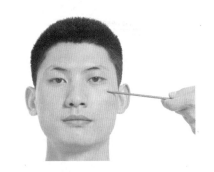

内迎香 EX-HN9

清热明目，消肿通窍

[主治] 鼻部疾患，目赤肿痛，喉痹，头痛，眩晕，中暑。

[准确定位] 在鼻孔内，鼻翼软骨与鼻甲交界的黏膜处。

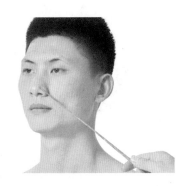

聚泉 EX-HN10

清热散风，祛邪开窍

[主治] 舌强，舌缓，气喘。

[准确定位] 在口腔内，舌背正中缝的中点处。

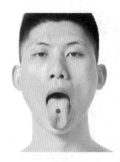

金津 EX-HN12

清热消肿，清心降逆

[主治] 黄疸，失语，舌肿，口疮，咽喉炎，呕吐。

[准确定位] 在口腔内，舌下系带左侧的静脉上。

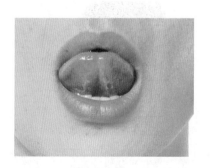

海泉 EX-HN11

活血化瘀，通经活络

[主治] 舌体肿胀，咽喉炎，呃逆，呕吐，消渴，中风不语。

[准确定位] 在口腔内，舌下系带中点处。

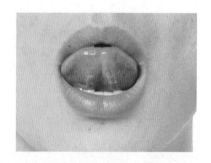

玉液 EX-HN13

清热消肿，清心降逆

[主治] 黄疸，失语，舌肿，口疮，呕吐，消渴，腹泻。

[准确定位] 在口腔内，舌下系带右侧的静脉上。

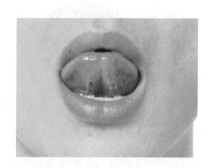

翳明 EX-HN14

宁神息风，明目退翳

[主治] 近视，白内障，青光眼，耳鸣，失眠，头痛，眩晕。

[准确定位] 在颈部，翳风后1寸。

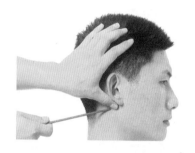

颈百劳 EX-HN15

行气活血，清热补虚

[主治] 颈项强痛，咳嗽，气喘，盗汗。

[准确定位] 在颈部，第7颈椎棘突直上2寸，后正中线旁开1寸。

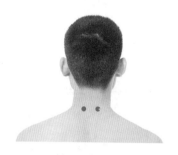

子宫 EX-CA1

活血调经，理气止痛

[主治] 子宫脱垂，不孕，疝气，痛经，月经不调，崩漏。

[准确定位] 在下腹部，脐中下4寸，前正中线旁开3寸。

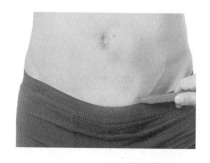

定喘 EX-B1

止咳平喘，通宣理肺

[主治] 哮喘，咳嗽，落枕，肩背痛，面部痤疮。

[准确定位] 在脊柱区，横平第7颈椎棘突下，后正中线旁开0.5寸。

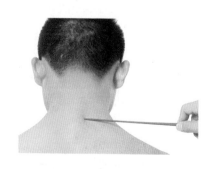

夹脊 EX-B2

调理脏腑，通利关节

[**主治**] 上胸部夹脊穴，主治心、肺疾病；下胸部夹脊穴，主治胃肠、脾、肝胆疾病；腰部夹脊穴，主治腰部、肾脏、生殖系统疾病。

[**准确定位**] 在脊柱区，第1胸椎至第5腰椎棘突下两侧，后正中线旁开0.5寸，一侧17穴。

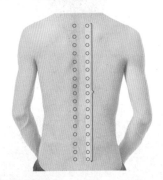

胃脘下俞 EX-B3

和胃化痰，理气止痛

[**主治**] 胃痛，胸胁痛，腹痛，消渴。

[**准确定位**] 在脊柱区，横平第8胸椎棘突下，后正中线旁开1.5寸。

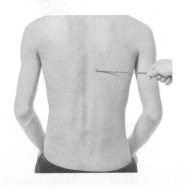

痞根 EX-B4

行气活血，散结消痞

[**主治**] 痞块，癥瘕，疝气，腰痛。

[**准确定位**] 在腰区，横平第1腰椎棘突下，后正中线旁开3.5寸。

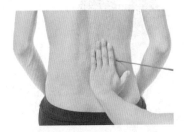

下极俞 EX-B5

健脾益肾，调理下焦

[**主治**] 腰痛，腹痛，腹泻，遗尿，小便不利，肾炎。

[**准确定位**] 在腰区，第3腰椎棘突下凹陷中。

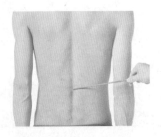

腰宜 EX-B6

散寒止痛，强腰补肾

[主治] 腰部软组织损伤，腰痛，妇人血崩。

[准确定位] 在腰区，横平第4腰椎棘突下，后正中线旁开3寸。

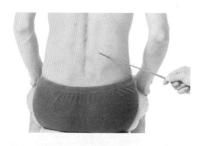

腰眼 EX-B7

强腰健肾，补虚健脾

[主治] 尿频，遗尿，腰痛，腹痛，虚劳，月经不调，带下。

[准确定位] 在腰区，横平第4腰椎棘突下，后正中线旁开约3.5寸凹陷中。

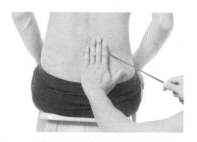

十七椎 EX-B8

益肾利尿，调理胞宫

[主治] 腰腿痛，下肢痿痹，痛经，崩漏，月经不调，遗尿，痔疮。

[准确定位] 在腰区，第5腰椎棘突下凹陷中。

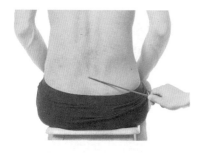

腰奇 EX-B9

镇痉止痫，宁神通便

[主治] 便秘，癫痫，失眠，头痛。

[准确定位] 在骶区，尾骨端直上2寸，骶角之间凹陷中。

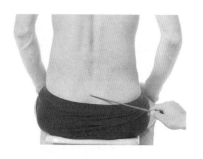

肘尖 EX-UE1

行气活血，清热解毒

[主治] 瘰疬，肠痈，霍乱，疔疮。

[准确定位] 在肘后区，尺骨鹰嘴的尖端。

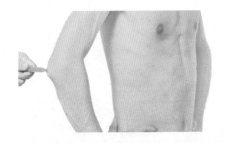

中泉 EX-UE3

行气止痛，止咳平喘

[主治] 心痛，胃脘痛，胸胁胀满，咳嗽，气喘，腹痛，中风，腕痛。

[准确定位] 在前臂后区，腕背侧远端横纹上，指总伸肌腱桡侧的凹陷中。

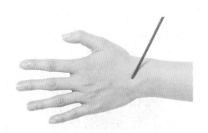

二白 EX-UE2

调理肠腑，固脱消痔

[主治] 前臂痛，胸胁痛，痔疮，脱肛。

[准确定位] 在前臂前区，腕掌侧远端横纹上4寸，桡侧腕屈肌腱的两侧，一肢2穴。

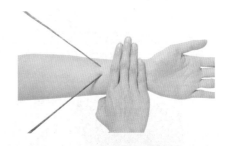

中魁 EX-UE4

降逆和胃，理气和中

[主治] 牙痛，反胃，呕吐，噎膈，鼻衄，白癜风。

[准确定位] 在手指，中指背面，近侧指间关节的中点处。

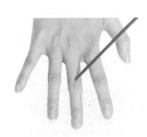

大骨空 EX-UE5

明目退翳，调理肠腑

[主治] 目痛，目翳，结膜炎，角膜炎，急性胃肠炎。

[准确定位] 在手指，拇指背面，指间关节的中点处。

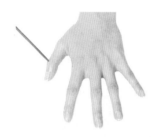

小骨空 EX-UE6

明目聪耳，消肿止痛

[主治] 耳聋，目翳，目赤肿痛，咽喉肿痛，掌指关节痛。

[准确定位] 在手指，小指背面，近侧指间关节的中点处。

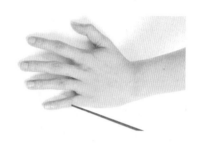

腰痛点 EX-UE7

理气消肿，通络止痛

[主治] 急性腰扭伤。

[准确定位] 在手背，第2、第3掌骨间及第4、第5掌骨间，腕背侧远端横纹与掌指关节中点处，一手2穴。

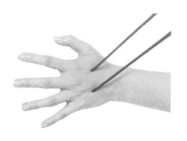

外劳宫 EX-UE8

止痛通络，健脾消积

[主治] 手指麻木，手指屈伸不利，落枕，小儿消化不良，偏头痛。

[准确定位] 在手背，第2、第3掌骨间，掌指关节后0.5寸凹陷中。

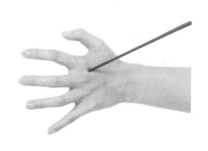

八邪 EX-UE9

清热消肿，通络止痛

[主治] 手背肿痛，手指麻木，烦热，头痛，咽痛，牙痛，目痛。

[准确定位] 在手背，第 1 ~ 5 指间，指蹼缘后方赤白肉际处，左右共 8 穴。

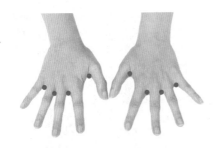

四缝 EX-UE10

健脾消积，祛痰导滞

[主治] 小儿疳积，小儿腹泻，百日咳。

[准确定位] 在手指，第 2 ~ 5 指掌面的近侧指间关节横纹的中央，一手 4 穴。

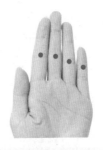

十宣 EX-UE11

泻热止痉，醒脑开窍

[主治] 高热，昏迷，晕厥，中暑，癫痫，小儿惊风，咽喉肿痛。

[准确定位] 在手指，十指尖端，距指甲游离缘 0.1 指寸，左右共 10 穴。

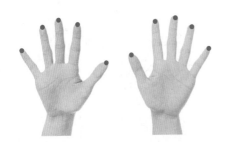

髋骨 EX-LE1

行气活血，通络止痛

[主治] 腿痛，下肢痿痹，膝关节炎。

[准确定位] 在股前区，梁丘两旁各 1.5 寸，一肢 2 穴。

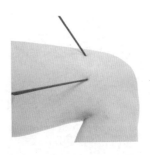

鹤顶 EX-LE2

通经活络，消肿止痛

[主治] 膝关节酸痛，腿足无力，鹤膝风，脚气。

[准确定位] 在膝前区，髌底中点的上方凹陷中。

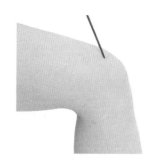

内膝眼 EX-LE4

清热消肿，通络止痛

[主治] 膝肿痛，膝关节炎，脚气，腿痛，中风。

[准确定位] 在膝部，髌韧带内侧凹陷处的中央。

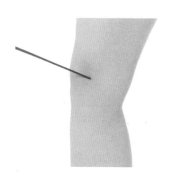

百虫窝 EX-LE3

清热凉血，散风止痒

[主治] 下部生疮，皮肤瘙痒，风疹，湿疹，蛔虫病。

[准确定位] 在股前区，髌底内侧端上3寸。

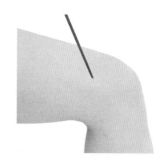

胆囊 EX-LE6

清热化湿，利疸退黄

[主治] 胁肋胀痛，急慢性胆囊炎，胆石症，胆绞痛，胆道蛔虫症。

[准确定位] 在小腿外侧，腓骨小头直下2寸。

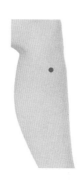

阑尾 EX-LE7

理气止痛，通降腑气

[主治] 急慢性阑尾炎，胃脘痛，下肢痿痹，消化不良。

[准确定位] 在小腿外侧，髌韧带外侧凹陷下5寸，胫骨前嵴外1横指（中指）。

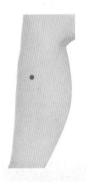

内踝尖 EX-LE8

清热泻火，行气活血

[主治] 脚气，牙痛，小儿语迟，腓肠肌痉挛。

[准确定位] 在踝区，内踝的最凸起处。

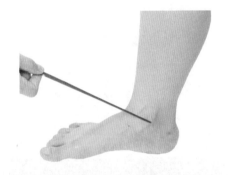

外踝尖 EX-LE9

行气活血，通络止痛

[主治] 脚外廉转筋，腓肠肌痉挛，脚气，牙痛。

[准确定位] 在踝区，外踝的最凸起处。

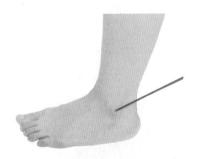

八风 EX-LE10

消肿止痛，理气调经

[主治] 趾痛，脚气，牙痛，胃痛，月经不调，毒蛇咬伤。

[准确定位] 在足背，第1～5趾间，趾蹼缘后方赤白肉际处，左右共8穴。

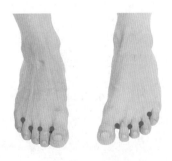

专题 1：中医专家推荐的 30 个常用穴位

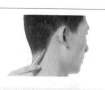

风池穴（167 页）
主治：感冒、头痛

合谷穴（21 页）
主治：高血压、牙痛

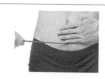

关元穴（207 页）
主治：阳痿、早泄

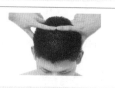

百会穴（199 页）
主治：失眠、神经衰弱

内关穴（140 页）
主治：心脏疾病、呃逆

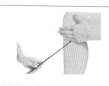

足三里穴（49 页）
主治：胃病、高血压

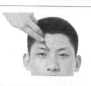

攒竹穴（86 页）
主治：眼疾、头痛

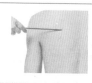

天宗穴（79 页）
主治：肩痛、气喘

三阴交穴（58 页）
主治：男女生殖系统疾病

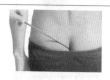

长强穴（190 页）
主治：便秘、癫痫

承山穴（114 页）
主治：痔疮、腰腿痛

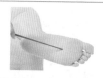

涌泉穴（122 页）
主治：头痛、小儿惊风

委中穴（105 页）
主治：腰腿痛、泄泻

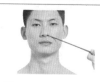

迎香穴（29 页）
主治：鼻炎、鼻出血

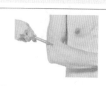

曲池穴（25 页）
主治：感冒、肩关节疼痛

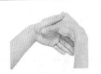

鱼际穴（16 页）
主治：感冒、咳嗽

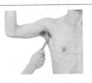

极泉穴（68 页）
主治：心痛、胁肋痛

神门穴（71 页）
主治：心悸、心绞痛

太溪穴（123 页）
主治：遗精、阳痿

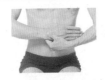

阳池穴（145 页）
主治：耳鸣、糖尿病

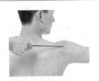

肩髎穴（150 页）
主治：肩臂疼痛

肩井穴（168 页）
主治：肩背疼痛

太冲穴（183 页）
主治：眩晕、头痛

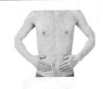

章门穴（187 页）
主治：腹胀、胁痛

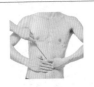

中脘穴（211 页）
主治：胃脘痛、呕吐

膻中穴（214 页）
主治：心烦、气喘

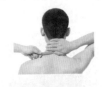

大椎穴（196 页）
主治：颈项强痛、落枕

风市穴（173 页）
主治：中风、半身不遂

丰隆穴（51 页）
主治：痰多、咳嗽

肺俞穴（92 页）
主治：感冒、肺部疾病

专题 2：18 种常见病的主治穴位

慢性胃炎

　　主要症状：轻微恶心感、食欲减退，胃部有持续性或阵发性的疼痛。饭后腹部有微痛感或呕吐症状。

　　主治穴位：足三里、中脘。

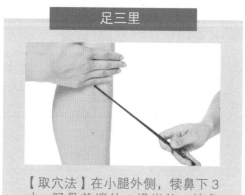

足三里

【取穴法】在小腿外侧，犊鼻下 3 寸，胫骨前嵴外 1 横指处，犊鼻与解溪连线上。

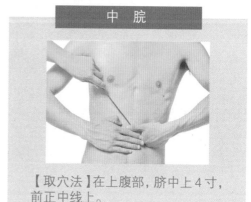

中 脘

【取穴法】在上腹部，脐中上 4 寸，前正中线上。

胃溃疡

　　主要症状：胃脘疼痛，腹胀。伴有呕逆、嗳气或吐酸水。

　　主治穴位：内关、足三里。

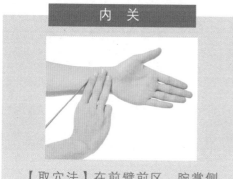

内 关

【取穴法】在前臂前区，腕掌侧远端横纹上 2 寸，掌长肌腱与桡侧腕屈肌腱之间。

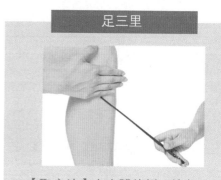

足三里

【取穴法】在小腿外侧，犊鼻下 3 寸，胫骨前嵴外 1 横指处，犊鼻与解溪连线上。

234

便秘

主要症状：一周的排便次数少于 3 次，大便坚硬，不易排出，或粪便量少，排出困难，有时没有便意，或是解不干净。

主治穴位：支沟、天枢。

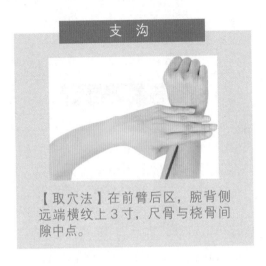

支 沟

【取穴法】在前臂后区，腕背侧远端横纹上 3 寸，尺骨与桡骨间隙中点。

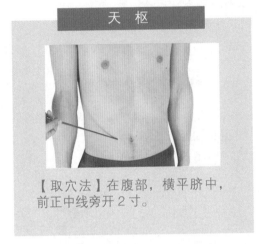

天 枢

【取穴法】在腹部，横平脐中，前正中线旁开 2 寸。

痔疮

主要症状：痔疮是因久坐、便秘等因素压迫肛周静脉，使静脉瘀血而形成静脉团。大便时会有出血和肛周疼痛，甚至出现肛门瘙痒和肛门黏膜脱出。

主治穴位：二白、承山。

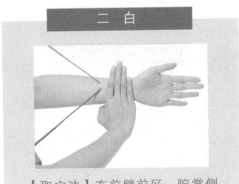

二 白

【取穴法】在前臂前区，腕掌侧远端横纹上 4 寸，桡侧腕屈肌腱的两侧，一肢 2 穴。

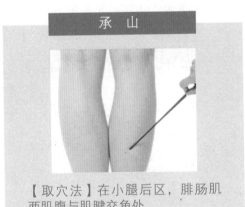

承 山

【取穴法】在小腿后区，腓肠肌两肌腹与肌腱交角处。

气喘

　　主要症状：发作时呼吸急促，心跳加快；安静时，胸部有压迫感，呼吸困难，出现喘鸣声。

　　主治穴位：膻中、天突。

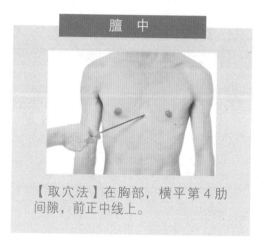

膻　中

【取穴法】在胸部，横平第 4 肋间隙，前正中线上。

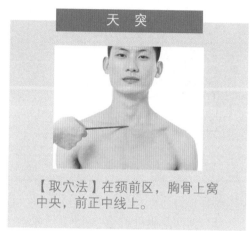

天　突

【取穴法】在颈前区，胸骨上窝中央，前正中线上。

流行性感冒

　　主要症状：流行性感冒起病急骤，轻重不一。表现为畏寒、发热、头痛、乏力、全身酸痛等。

　　主治穴位：大椎、风池。

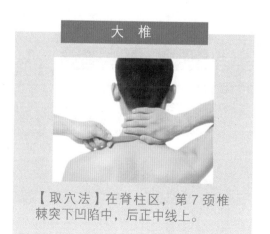

大　椎

【取穴法】在脊柱区，第 7 颈椎棘突下凹陷中，后正中线上。

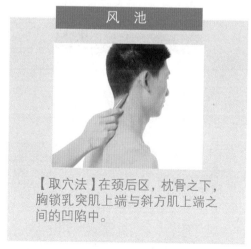

风　池

【取穴法】在颈后区，枕骨之下，胸锁乳突肌上端与斜方肌上端之间的凹陷中。

高血压

236

主要症状：当血压突然升高到一定程度时会出现剧烈头痛、呕吐、心悸、眩晕等症状，严重时会发生神志不清、抽搐等。

主治穴位：涌泉、人迎。

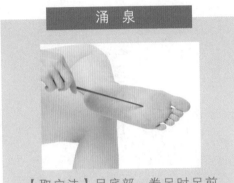

涌 泉

【取穴法】足底部，卷足时足前部凹陷处，约当足底第 2、3 趾蹼缘与足跟连线的前 1/3 与后 2/3 交点凹陷中。

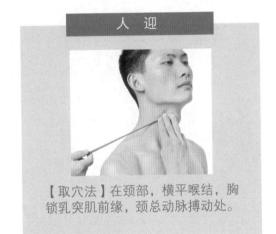

人 迎

【取穴法】在颈部，横平喉结，胸锁乳突肌前缘，颈总动脉搏动处。

心肌梗死

主要症状：胸部中央突然产生剧痛，伴有恶心、呕吐、呼吸困难、手足冰冷、血压下降等，严重时会立即休克或死亡。

主治穴位：内关、灵道。

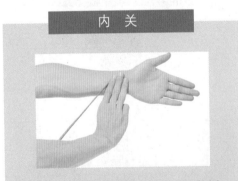

内 关

【取穴法】在前臂前区，腕掌侧远端横纹上 2 寸，掌长肌腱与桡侧腕屈肌腱之间。

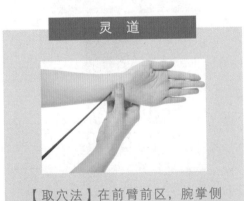

灵 道

【取穴法】在前臂前区，腕掌侧远端横纹上 1.5 寸，尺侧腕屈肌腱的桡侧缘。

糖尿病

主要症状：初期没有明显症状。中期出现口渴、疲劳、消瘦，并开始出现多食、多饮、多尿。晚期出现视网膜病变及周围神经症状，严重者出现尿毒症、急性心肌梗死及脑卒中。

主治穴位：脾俞、足三里。

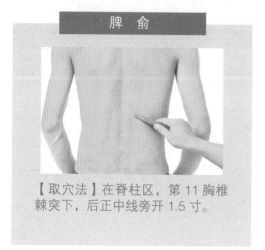

脾　俞

【取穴法】在脊柱区，第 11 胸椎棘突下，后正中线旁开 1.5 寸。

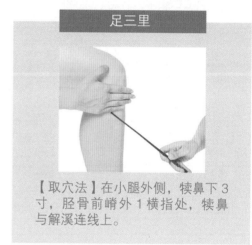

足三里

【取穴法】在小腿外侧，犊鼻下 3 寸，胫骨前嵴外 1 横指处，犊鼻与解溪连线上。

肩周炎

主要症状：肩周炎又称"漏肩风"，多发于 50 岁左右的中年人，以肩关节疼痛为主，先出现肩部疼痛，继之发生活动障碍。

主治穴位：肩髎、肩髃。

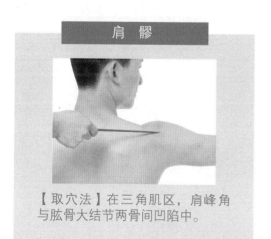

肩　髎

【取穴法】在三角肌区，肩峰角与肱骨大结节两骨间凹陷中。

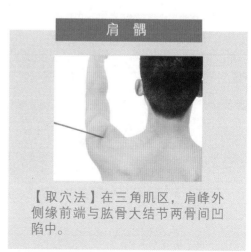

肩　髃

【取穴法】在三角肌区，肩峰外侧缘前端与肱骨大结节两骨间凹陷中。

痛经

主要症状：月经前后或行经期出现腹痛、腰酸、下腹坠痛等。常伴有面色苍白、手足冰冷、头面部冷汗淋漓、恶心呕吐，严重者出现晕厥。

主治穴位：三阴交、太冲。

三阴交	太冲
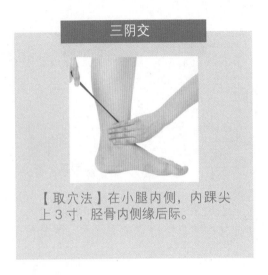	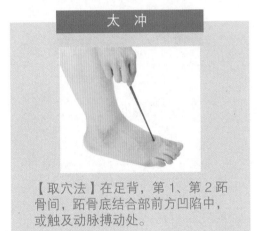
【取穴法】在小腿内侧，内踝尖上3寸，胫骨内侧缘后际。	【取穴法】在足背，第1、第2跖骨间，跖骨底结合部前方凹陷中，或触及动脉搏动处。

孕期呕吐

主要症状：妊娠初期出现呕吐、恶心、厌食，持续数周，一般在孕3个月左右会自然消失，是妊娠的正常生理反应。

主治穴位：中脘、内关。

中脘	内关
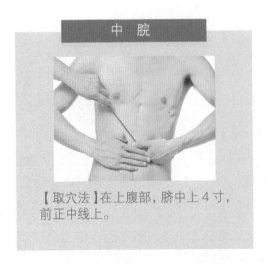	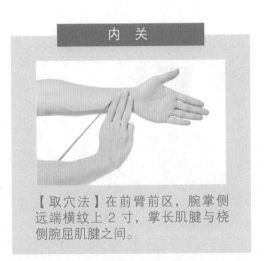
【取穴法】在上腹部，脐中上4寸，前正中线上。	【取穴法】在前臂前区，腕掌侧远端横纹上2寸，掌长肌腱与桡侧腕屈肌腱之间。

牙痛

　　主要症状：牙龈红肿、疼痛、有灼热感，口臭、口渴，伴有便秘、头痛等。
　　主治穴位：合谷、下关。

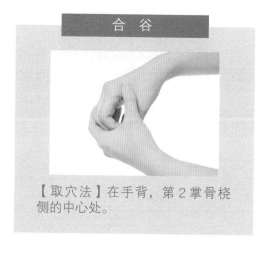

合谷

【取穴法】在手背，第2掌骨桡侧的中心处。

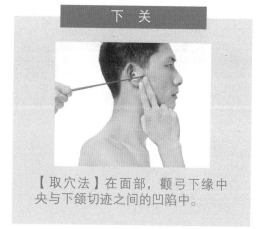

下关

【取穴法】在面部，颧弓下缘中央与下颌切迹之间的凹陷中。

口腔溃疡

　　主要症状：口腔黏膜病，初起为小红点，后变成大小不一的溃疡面，疼痛明显。
　　主治穴位：大陵、行间。

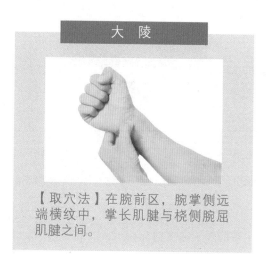

大陵

【取穴法】在腕前区，腕掌侧远端横纹中，掌长肌腱与桡侧腕屈肌腱之间。

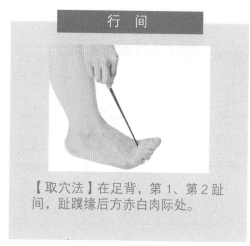

行间

【取穴法】在足背，第1、第2趾间，趾蹼缘后方赤白肉际处。

240

腰椎间盘突出症

　　主要症状：持续性腰背部钝痛，从腰部至大腿及小腿后侧的放射性刺痛或麻木感，直达足底部。

　　主治穴位：委中、阳陵泉。

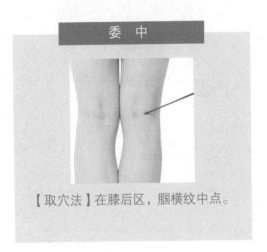

委　中

【取穴法】在膝后区，腘横纹中点。

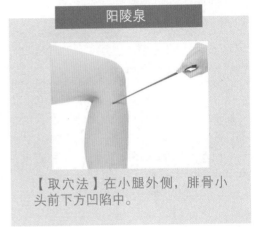

阳陵泉

【取穴法】在小腿外侧，腓骨小头前下方凹陷中。

落枕

　　主要症状：一侧项背肌肉酸痛，活动受限。

　　主治穴位：后溪、肩井。

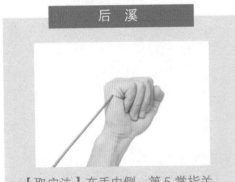

后　溪

【取穴法】在手内侧，第5掌指关节尺侧近端赤白肉际凹陷中。

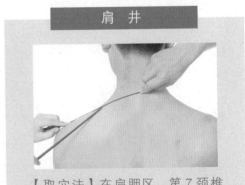

肩　井

【取穴法】在肩胛区，第7颈椎棘突与肩峰最外侧点连线的中点。

阳痿

主要症状：性交时阴茎不能有效地勃起致性交不能完成。

主治穴位：命门、肾俞。

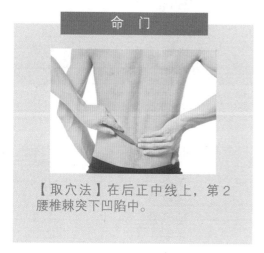

命门

【取穴法】在后正中线上，第2腰椎棘突下凹陷中。

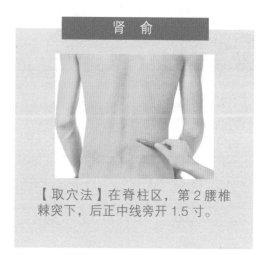

肾俞

【取穴法】在脊柱区，第2腰椎棘突下，后正中线旁开1.5寸。

前列腺疾病

主要症状：前列腺肥大导致前列腺内尿道狭窄，尿道或膀胱感染扩散到前列腺会引发前列腺炎。

主治穴位：关元、三阴交。

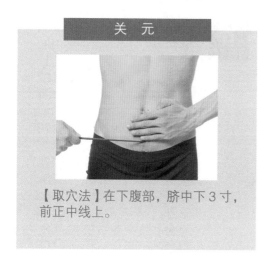

关元

【取穴法】在下腹部，脐中下3寸，前正中线上。

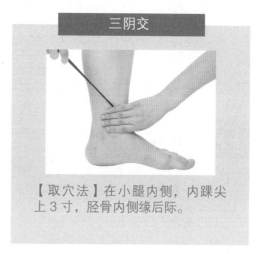

三阴交

【取穴法】在小腿内侧，内踝尖上3寸，胫骨内侧缘后际。

附录 穴位名称汉语拼音索引